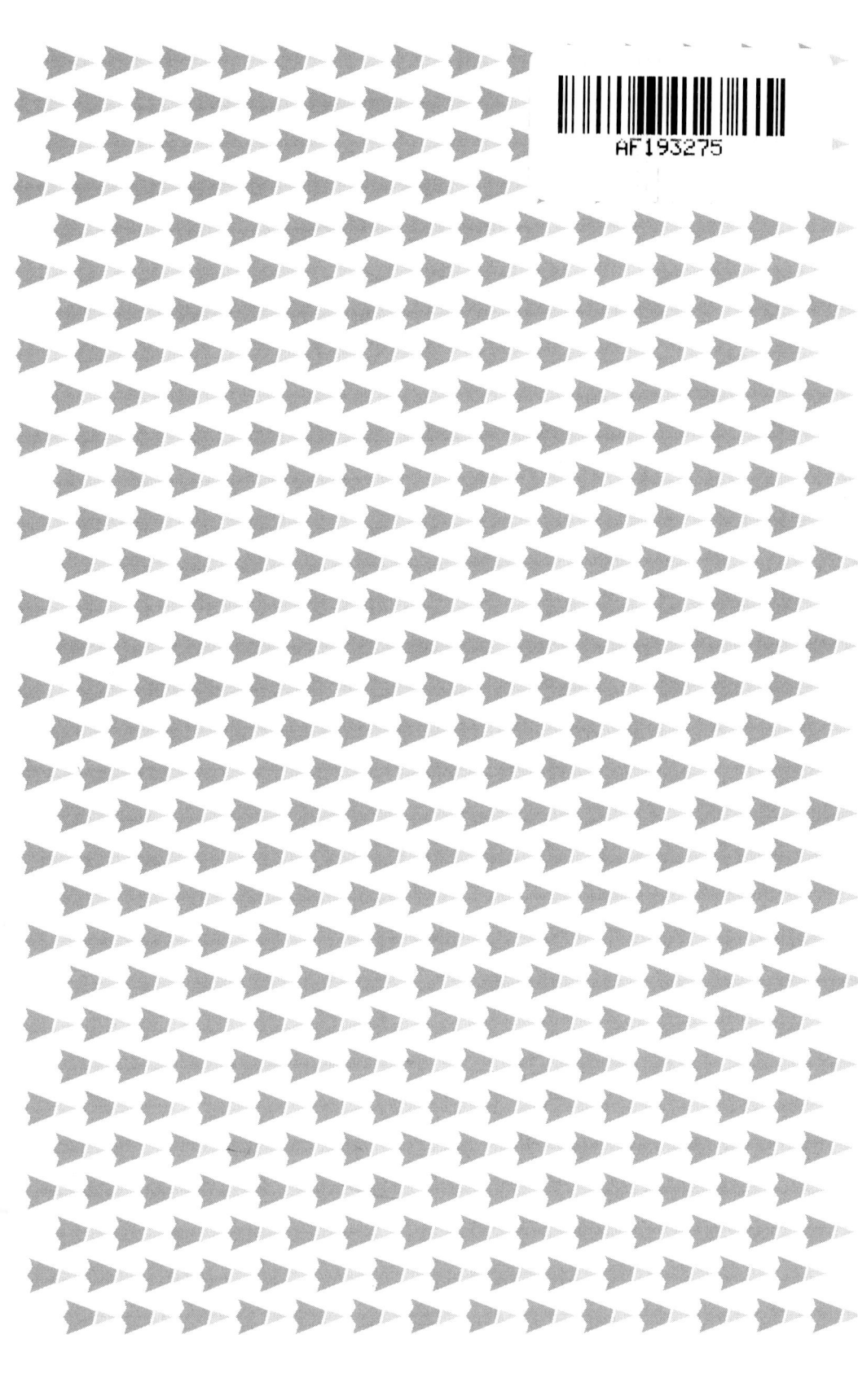

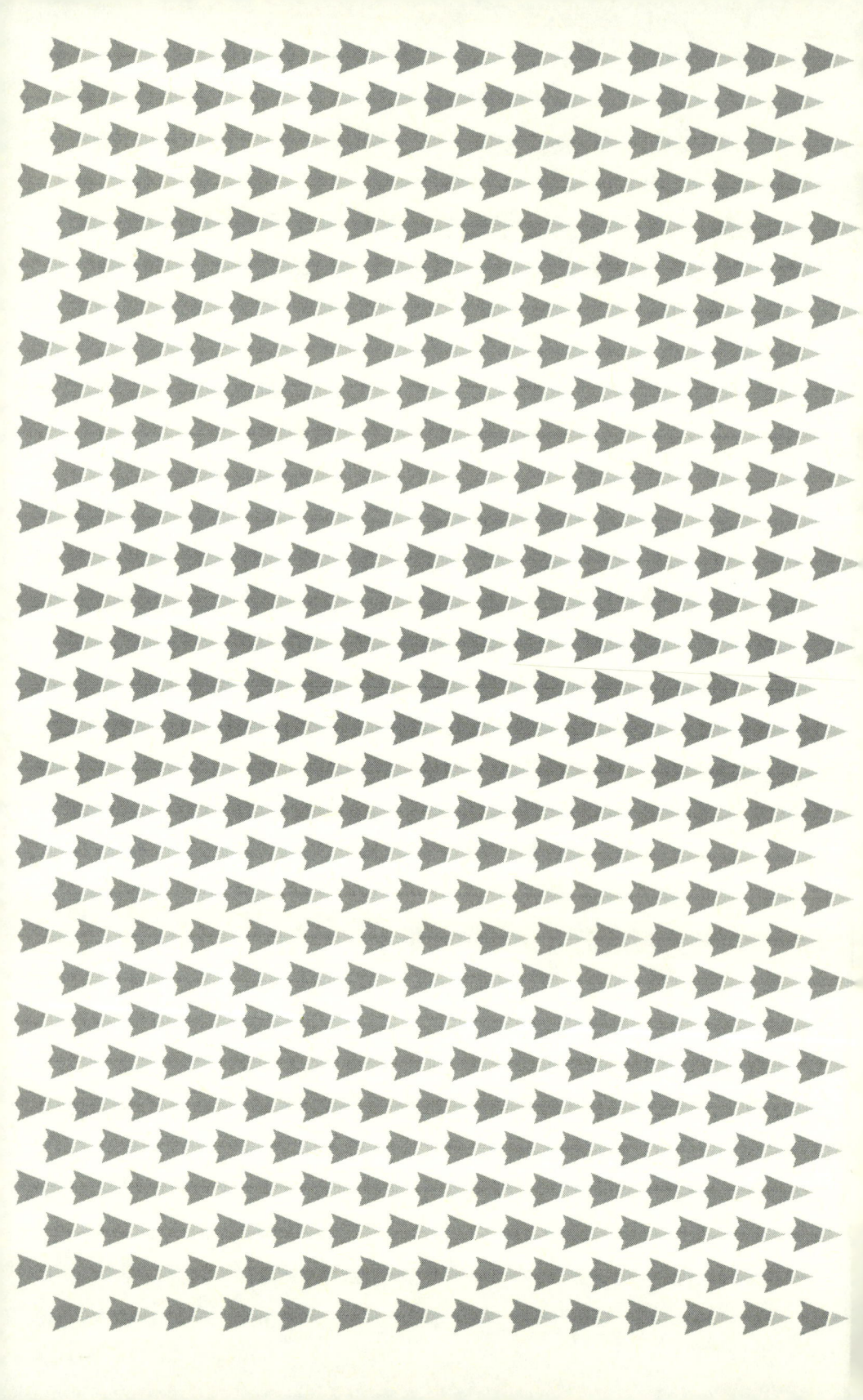

UNA DEFENSA HUMANISTA Y CIENTÍFICA DE LA MEDICINA FAMILIAR/GENERAL

ISMAEL RAMÍREZ VILLASEÑOR

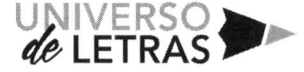

Una defensa humanista y científica de la medicina familiar/general
Ismael Ramírez Villaseñor

Diseño de la cubierta: Equipo de diseño de Universo de Letras
Imagen de cubierta: ©Shutterstock.com

Obra publicada por el sello Universo de Letras
www.universodeletras.com
Primera edición: 2026

ISBN: 9791388010231
ISBN eBook: 9791387716998

*A todos los médicos que escogieron la práctica general
de la medicina con la vocación de servir a los demás.*

*Y a las personas y familias que aprecian el valor
de tener un médico generalista con quién consultar
cualquier tipo de necesidad respecto a su salud.*

Prólogos

Javier E. García de Alba García

La obra del doctor Ismael Ramírez Villaseñor, con cincuenta y cinco subtemas y doscientas treinta y nueve referencias, evidencia de manera decidida la complejidad de los conceptos fundamentales involucrados: el humanismo, la ciencia y la medicina familiar/general. De manera amena, analiza su historia, las estrategias y tácticas utilizadas; el contexto y la ideología en la formación y práctica de la relación médico—paciente; el ser y el deber ser de la medicina familiar/general, y finaliza con su origen y sus diferencias con otras ramas de la medicina en México. Todo ello con un enfoque primariamente humanístico, sin marginar lo científico y lo profesional.

Según el doctor Henry Sigerist (1943), quien señala:

«El médico, al proporcionar los medios para la salud física y mental, contribuye no solo al bienestar material de la sociedad, sino también a su desarrollo cultural... el nuevo médico se percibe como hombre de ciencia, trabajador social, preparado para cooperar en tareas de equipo y en estrecho contacto con los individuos a quienes sirve, amigo y conductor. Dirigirá todos sus esfuerzos hacia la prevención de la enfermedad y se convertirá en un terapeuta cuando la prevención haya fracasado; tal es el médico social que protege a los individuos y los guía hacia una vida más sana y feliz».

En efecto, el doctor Ismael escribe cómo la medicina se fue desviando de su objetivo original, no por los descubrimientos y las personas que los realizaron, sino por la interpretación y los intereses correlacionados. La medicina es un ámbito más complejo y dinámico; por ello, en los últimos cien años, incorporó lo subjetivo y lo social, y dejó de considerar al ser humano como una simple máquina biológica. Ante la complejidad del proceso de salud, construyó otras opciones psicosociales, como la medicina familiar/general. Concibió la salud como:

«Proceso vital, histórico, complejo, determinado por el acceso y las condiciones socioeconómicas y culturales que promueven el bienestar y su expresión como desarrollo y crecimiento de grupos e individuos con un carácter humano y sustentable». (García de Alba y Salcedo, 2009: 15).

El concepto de medicina familiar, iniciado hace ciento cincuenta años en Jalisco por el doctor José Abundio Aceves, se ha descontextualizado; hoy se plantea el encuentro médico—paciente en un terreno poco familiar para el paciente. Solo puede contextualizarse con un trabajo interdisciplinario comprometido y un conocimiento profundo de la persona, lo cual no puede obtenerse de «publicaciones científicas», como Michael y Enid Balint oportunamente advirtieron en el siglo XX.

De ahí la necesidad de unir diversas ciencias que, en conjunto, aborden de manera constructiva la relación médico—paciente.

Miradas que resaltan la influencia de la cultura y la experiencia de ambos, paciente y médico, elementos no considerados por la biomedicina ortodoxa. Esta invisibiliza la comprensión y la contextualización, impidiendo que la medicina de primer contacto logre arraigar. Detrás de esta situación subyacen razones políticas, económicas e ideológicas.

La propuesta central busca responsabilizar al médico y al paciente, desde la primera consulta, del diagnóstico y tratamiento contextualizados, en el marco de un acuerdo de mutua implicación. Esto representa una tarea ambiciosa y desafiante. Como señala el doctor Ismael, «no solo hay que ser médico, sino parecerlo en todos los sentidos», y para ello se requiere, ante todo, una sólida y arraigada formación ética en el profesional.

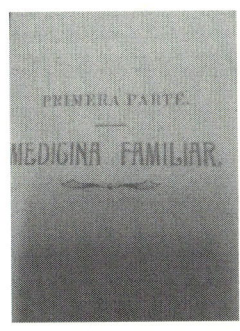 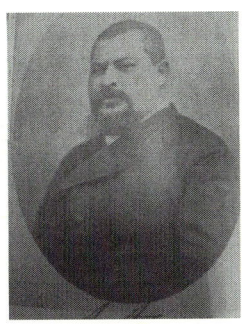

Editado en Guadalajara en 1874
Medicina Familiar. Segunda Edición 1874., volumen en 8ª, de 236 páginas. Dimensiones: 11cm de ancho x 16cm de alto. Peso: 234g.
Que. "trata medicamente y en un lenguaje sumamente claro y de acuerdo con los conocimientos modernos de la ciencia, de todas las enfermedades a que se puede atender domésticamente casi con la certidumbre de un buen éxito"

Lo anterior implica preparar al estudiante de medicina, mitigando el enfoque laboral intensivo durante la carrera, el internado, el servicio social y las residencias. Se le debe enseñar el buen vivir y el buen morir —frente al encarnizamiento terapéutico y la fanfarronería—, evitando falsos dilemas como el del médico técnico *versus* el médico empático. Las falsas dicotomías se resuelven de manera dialéctica, con soluciones contextualizadas en cursos reflexivos, activos y participativos en el pregrado y el posgrado. Se trata de iniciar un proceso de transformación y aclaración de las diferencias entre atención primaria de la salud, primer nivel de atención y la participación del médico familiar/general. Estas cuestiones deben abordarse como el problema de seguridad nacional que realmente son, ya que significan la diferencia entre una población enferma o sana. La relación médico—paciente debe concebirse como un derecho mutuamente acordado, continuo, integral y accesible, centrado en la persona, la familia y la sociedad. Un verdadero servicio —no un simple sistema— de salud pública de cobertura nacional, universal, gratuito, multidisciplinar y promocional.

La máxima «no hay enfermedades, sino enfermos» —y su entorno— plantea para la educación y la práctica médicas la imperante necesidad de reformular el abordaje del padecimiento, no solo en el diagnóstico, sino también en los síntomas y significados que le otorgan los protagonistas (una valiosa aportación de la antropología a la medicina). Se deben revisar a fondo las condiciones de la enseñanza de la medicina en su vertiente humanística, y asegurar estructuras básicas como contar con tres a cinco camas de enseñanza por cada alumno, entre otros recursos esenciales. Esta revisión debe realizarse en un marco de honestidad y profesionalismo humanitario. El objetivo es construir los medios para formar médicos familiares/generales con los conocimientos necesarios, comprensivos, compasivos, responsables hacia el otro y con una profunda conciencia de su rol histórico como personas. Con estas cualidades, podrán laborar en un servicio nacional de salud integrado, integral e integrador, de calidad humana, que se aplique en un verdadero contexto de atención primaria en salud.

Doctor Javier E. García de Alba García

Director del Sistema Universitario del Adulto Mayor. Universidad de Guadalajara. Doctor en Antropología Médica. Fundador del Doctorado en Ciencias Sociomédicas de la Universidad de Guadalajara. Fundador del Instituto Regional de Investigación en Salud Pública (Jalisco), Universidad de Guadalajara.

Referencias

1. Sigerist, H. (1943). *La medicina y el bienestar humano*. Ediciones IMAN. Argentina, págs. 12 y 159.
2. García de Alba García, J. E., y Salcedo Rocha, A. (2009). «Historia natural y social de la enfermedad». En Roberto Martínez y Martínez, *La salud del niño y del adolescente*. El Manual Moderno. México, págs. 15—36.
3. Ramírez Villaseñor, I. (s. f.). *Una defensa humanista y científica de la medicina familiar y general*. 241 p.

El libro *Una defensa humanista y científica de la medicina familiar y general*, escrito por el doctor Ismael Ramírez Villaseñor, es producto de muchos años de estudio, trabajo y un compromiso asumido personalmente con la salud y el bienestar general de la población. La obra nos muestra la necesidad de contar con médicos generales (*General Practitioners*) o médicos familiares bien educados para revitalizar el sistema de salud, y nos señala las deficiencias de una educación médica que se refugia en la supraespecialización.

El doctor Ramírez subraya la imperiosa necesidad de formar un médico capaz de asumir la tarea de acompañar a las personas, familias y comunidades para cuidar continuamente de su salud en los entornos de la vida cotidiana. Estos son los más complejos, pues en ellos las personas tienen plena libertad para decidir. En esa vida diaria nos confrontamos con múltiples estresores ambientales que desafían nuestra salud, y las respuestas hasta hoy han pecado de simplistas, ya que se piensa erróneamente que este médico, ubicado en el primer nivel de atención, solo desarrolla tareas simples, y que el hospital, con sus intervenciones tardías y de alto costo, es el «centro mismo de la salud», cuando en realidad lo es de la «enfermedad».

Mantener la salud implica un cuidado cotidiano, un acompañamiento cercano; algunos la han calificado de «medicina biográfica», porque este médico conoce la biografía de cada persona, la dinámica familiar, su forma de ganarse la vida y cómo han mantenido o perdido la salud a través de varias generaciones, pudiendo así responder con acciones personalizadas y bien contextualizadas. Es un médico altamente adaptativo que conoce no solo la biología, sino también la psicología del paciente, así como la dinámica social, ambiental y ecológica.

El médico general es menospreciado por su cercanía con la población, pero es el verdadero guardián de la salud; sin él no hay promoción de la salud, ni prevención de la enfermedad, ni tratamiento oportuno. Sin este médico no es posible vigilar la evolución de todo tipo de problemas, porque entiende plenamente al paciente y su circunstancia. Es, propiamente, una medicina que cuida cariñosamente del otro y lo dignifica.

Esta medicina es la que pone a un ser humano frente a otro para cuidarlo; es la base de la civilización y de la solidaridad social. La medicina general/familiar muestra cotidianamente su grandeza frente a los hospitales que *procesan* pacientes aplicando estudios de tiempos y movimientos para asignarles tratamientos estandarizados. Dichos tratamientos fueron creados para «pacientes promedio» que no existen en la vida real. El modelo médico hospitalario ignora a las personas y sus contextos, y por ello ha sido correctamente calificado como «medicina industrializada».

Finalmente, debo decir que el doctor Ismael Ramírez Villaseñor es un ejemplo vivo de lo que predica: un ser humano convencido de ayudar a los otros, alejado del mercantilismo, y que usa el conocimiento científico y su capacidad investigativa para tratar de construir una salud que nos haga a todos más humanos.

Ciudad Universitaria, a seis de octubre de 2025

Luis Felipe Abreu Hernández

Maestro en Educación. Profesor titular de la División de Estudios de Posgrado de la Facultad de Medicina de la UNAM. Miembro titular de la Academia Nacional de Medicina de México.

El libro del doctor Ismael Ramírez Villaseñor invita al lector a adentrarse en el ámbito médico y de la salud. Parte del origen de la medicina occidental en dos vertientes griegas que abren perspectivas complementarias con rutas históricamente distintas: la escuela de Cos y la de Cnidos. A partir de estas perspectivas de atención a la salud, aborda una «objetividad positivista» y una «subjetividad humanista» en la práctica médica: el análisis del cuerpo a través del dato objetivo, pruebas y análisis para el diagnóstico, así como la valoración del síntoma y su significado desde el contexto del paciente.

Los capítulos del libro profundizan en un debate vigente sobre la relación médico—paciente, planteada como la posibilidad de avanzar en la atención sanitaria, integrando elementos de la cultura médica, las realidades de las instituciones de salud y sus potenciales transformaciones. En un lenguaje accesible para el público general, el libro presenta perspectivas y sus controversias en la formación y práctica médica: aborda la prevención, la especialización, el agotamiento emocional y físico del médico debido al ejercicio profesional, entre otros temas de gran actualidad. Propone una alternativa formativa con ciertas características: la *ecuanimidad compasiva*, como una opción posible para un ejercicio profesional de calidad en la relación médico—paciente. Considero que este es un libro que era necesario y que aporta orientación en el debate sobre la salud, la enfermedad y las prácticas médicas contemporáneas, proponiendo formas concretas de transformar la cultura médica.

Doctora Teresita Morfín López

Doctora en métodos de investigación en sociología y comunicación por la Universidad Complutense de Madrid. Miembro del Sistema Nacional de Investigadores de México (SNI). Profesora de posgrado en El Instituto de Estudios Superiores de Occidente ITESO.

Conocí al doctor Ismael Ramírez Villaseñor en un momento providencial, cuando fui invitado a impartir una conferencia sobre Atención Primaria de Salud (APS) en un Congreso de Medicina Familiar en Villahermosa, Tabasco, en 2024. Tuve la fortuna de ser escuchado por un filósofo de la medicina general y familiar, una persona que encarna los criterios y valores que he promovido incansablemente en los últimos años. El doctor Ramírez demuestra interés genuino por la salud de las personas, no desde la enfermedad, sino desde el corazón. Tras sus comentarios a mi ponencia, escuché su charla sobre la «*Ecuanimidad Compasiva*». Este concepto, presentado con formalidad estricta y respaldado por bases científicas sólidas, enriqueció mi visión sobre la compasión en el personal de salud. Desde ese instante, supe que debía acercarme a sus estudios, abordajes y reflexiones, puesto que aprender de alguien con tal autenticidad es profundamente nutritivo.

Con el tiempo, tuvimos la oportunidad de invitarnos mutuamente a actividades académicas: conferencias, congresos, sesiones de trabajo. Cuando asumí el cargo de Director de la Sección Técnica de Atención Primaria de Salud, no dudé en invitar al doctor Ramírez a formar parte de nuestro equipo. Su experiencia y compromiso han sido un pilar fundamental para nuestra labor.

Con mi formación como Maestro en Ciencias en Sistemas de Salud, descubrir la Atención Primaria de Salud fue una revelación. La APS constituye una estrategia sistémica, integral y amplia que trasciende el simple acto médico. Durante años, me he dedicado a capacitar y difundir sus conceptos, contribuyendo a la redacción de modelos de atención basados en APS. En este proceso, he clarificado las diferencias entre Atención Primaria de Salud (APS), Atención Primaria (AP) y el Primer Nivel de Atención (PNA). Este último es el punto de primer contacto, donde ocurre el proceso de alta calidad que caracteriza la Atención Primaria, con sus principios de continuidad, coordinación, integralidad, centralidad en las personas y accesibilidad. Asimismo, estos elementos fortalecen la APS como una estrategia que supera las limitaciones de los sistemas de salud tradicionales. Aunque la APS y la AP son una pasión en mi vida, no soy médico familiar. Los médicos familiares, como el doctor Ismael, son los especialistas al frente de la atención de las personas, y por ello los admiro y respeto profundamente. Mi simpatía por el doctor Ramírez fue inmediata, no solo por su conocimiento, sino por su calidad humana. Me entusiasma esta obra, parte del legado de un pasajero del mundo que ha tocado el corazón de miles de personas: generaciones de pacientes, estudiantes y colegas. En un mundo donde pocos se atreven a defender un ideal con convicción, Ismael lo hace con valentía. En esta obra nos ofrece una recopilación de reflexiones basadas en sus experiencias y rigurosas investigaciones científicas. Este libro no es solo una defensa de la medicina familiar; es también un testimonio de la importancia de poner a las personas en el centro de la atención médica. Cada capítulo aborda un aspecto clave de la medicina familiar, desde sus fundamentos humanistas hasta su relevancia científica y práctica en los sistemas de salud. Los lectores encontrarán un equilibrio entre reflexiones filosóficas, casos prácticos y propuestas para fortalecer la atención primaria.

Quiero expresar mi gratitud al doctor Ismael Ramírez por su generosidad al compartir su conocimiento y por permitirme ser parte de su trayectoria. También agradezco a todos los profesionales de la salud que, día a día, trabajan por un sistema de salud más humano y accesible, inspirados por ideales como los que esta obra defiende. Disfrute, lector o lectora, esta compilación que el doctor Ramírez ha elaborado con amor y rigor. Yo he tenido el honor de participar en algunas de sus columnas, pero la verdadera fortuna es que mi nombre pueda asociarse al creador de esta obra. Un libro impacta a unos «cuantos», esos «cuantos» impactan a muchos pacientes, y así, un libro, unas páginas, un texto... tienen efectos en vidas y sociedades. El bien y el amor son lo único que al compartirse crecen.

doctor Rosbel Toledo Ortiz

Doctor en alta dirección. Maestro en ciencias en sistemas de salud. Director técnico de APS en la Sociedad Mexicana de Salud Pública. Profesor en la Facultad de Medicina de la UNAM.

¡Enhorabuena! Por el magnífico libro: «*Una defensa humanista y científica de la medicina familiar/general*» de Ismael Ramírez Villaseñor, destacado especialista en medicina familiar, exprofesor titular de la especialidad y recientemente Doctor en Investigación Cualitativa por el ITESO de la Universidad Jesuítica de Guadalajara.

Este es un libro que resultaba impostergable; se aleja de un texto formal que siga los esquemas curriculares de los programas académicos de la especialidad en medicina familiar de las diversas universidades que imparten esta disciplina. Esta obra posee la cualidad de sintetizar la experiencia de un maestro y un gran ser humano. Este libro habla al lector desde la vivencia de la relación médico—paciente y presenta con rigor científico los fundamentos de cada aserción.

De las decenas de capítulos he seleccionado los que creo que son lectura obligada para los residentes de medicina familiar. Considero que con estas lecturas recibirán un legado de sabiduría y experiencia trascendente para un ejercicio empático, humanista y científico. La selección que aconsejo es la siguiente:

El «efecto placebo» es un error conceptual no corregido; El médico—medicamento, la gran ausencia de la atención primaria; El Informe Flexner originó un siglo sin formación de médicos generale»; Emociones y sentimientos no existen en la educación médica»; El niño como síntoma de la madre; La conspiración del anonimato; La deshumanización del médico vía la explotación laboral; El «paciente oculto» y el síndrome del «corazón roto»; ¿La medicina general resurgió como es*pecialidad de medicina*

familiar; Las cuatro diferencias de la medicina familiar/medi-
cina general con el resto de la biomedicina; El origen del concepto
de medicina familiar y sus diferencias con medicina general en
México.

Con la sola lectura de estos encabezados, todo profesor de la especialidad tendrá un eficaz aliado en sus labores docentes.

Por otra parte, estos capítulos y otros podrían ser la pauta para *animadas sesiones de discusión* entre profesores y residentes que sin duda generarán frutos benéficos para el progreso de la medicina en México y Latinoamérica.

Académico Arnulfo Emanuel Irigoyen Coria

Académico Titular de la Academia Nacional de Medicina

(México)

La presentación de este libro es un honor para mí, llegó como un canto de gorrión, como un grito de esperanza. Yo acababa de terminar el internado como médica de pregrado y próxima a comenzar mi servicio social, cuando el doctor Ramírez me pidió realizar un breve prólogo para su obra. Fue entonces cuando cada capítulo que leía era como si describiera mi proceso formativo, como si desnudara todas mis preocupaciones, mis sentimientos de insuficiencia, mi vocación, mi deber ser, y en ese sentido me sentía en el más profundo desamparo... ¿Realmente podré ser una buena médica general? Tengo que admitir que muchas veces mis profesores y tutores cuestionaron mi decisión de no realizar una especialidad de hospital, porque para ellos ser médico general/familiar estaba relacionado con la mediocridad.

Soy nutrióloga de formación y entré a la escuela de medicina con el firme propósito de ser una buena médica general, que pudiera incidir en la atención primaria, en el trabajo que realizaba desde hacía quince años en comunidades indígenas y campesinas en el área de la salud y la alimentación.

Escribir el prólogo de este libro no fue fácil; revivía muchas de mis experiencias: «¿Acaso me había convertido en el aprendiz del mecánico de la máquina biológica?». O «¿era ya también una máquina biológica que necesitaba reparar el motor averiado?». Averiado por reprimir los sentimientos y emociones que vive el médico ante el paciente que sufre, que muere, que narra su historia de vida y cómo su padecimiento le impacta, y eso duele hasta los huesos.

El valor de este libro reside en la reflexión crítica e histórica de la medicina general, el ejercicio de la práctica médica con enfoque biologicista y sus repercusiones en el sistema de salud y en la relación médico—paciente. Este libro propone un modelo de formación educativa y una reestructuración de la medicina general, basado en el método clínico centrado en la persona y no en la patología. Asimismo, plantea una formación médica sostenida por la ecuanimidad compasiva y expresa la necesidad de revivir la medicina general con fundamentos epistémicos sólidos que incluyan el paradigma cualitativo y las bases teóricas encaminadas a una «visión profunda de la salutogénesis». Propone, además, un modelo de atención primaria de la salud que interrelacione los determinantes sociales y culturales en el proceso salud—enfermedad de los pacientes.

En conclusión, este libro es medicina para la medicina general.

Vylil Georgina García Serrano.

Médica pasante, licenciada en nutrición, licenciada en cultura física y deportes. Maestra en Ciencias de la Salud pública, doctora en Ciencias Sociomédicas. Profesora en el Centro Universitario de Ciencias de la Salud (CUCS) de la Universidad de Guadalajara.

¿Para qué surgió la medicina?

Esta columna se dedica a preguntarse sobre la práctica, la educación, la filosofía, las cuestiones sociales y los desarrollos científicos de la medicina que atañen directamente a las personas comunes. Aquí parto de que la medicina —de acuerdo con la afirmación de Jacobo Needleman (1)— fue el primer esfuerzo que el ser humano hizo para aliviar el dolor y el sufrimiento del otro, aun sin tener la mínima idea de cómo hacerlo. Para cumplir con esta esencial tarea humana, ese protomédico inventó la ciencia; es decir, una forma de lograr un conocimiento que le permitiera ayudar al sufriente, al herido, a sanar sus heridas. Vista así, la medicina sería, desde su nacimiento en la prehistoria, la profesión que une necesariamente el conocimiento científico a la convicción humanitaria de servir al prójimo. ¿Qué pasó entonces para que hoy sea cada vez más notorio que la medicina ha dejado de lado su sentido humanitario y se enfoque casi totalmente en su lado técnico?

La biomedicina o medicina occidental conquistó el globo

Iremos por partes, poco a poco y en diversas entregas, para explicar la separación del lado científico—técnico del lado humanitario, sus enormes costos económicos y morales; su enquistamiento en la educación de las escuelas de medicina y su absoluto dominio en los sistemas de salud (de México y el mundo). Veremos que la deshumanización es mucho más profunda que las carencias crónicas de personal y recursos, como ocurre en el caso mexicano. Esta es una cuestión muy grave que no se resolverá con la sola dotación de los recursos faltantes. Las carencias formativas para modular las intensas emociones intrínsecas a la relación médico—paciente serán más visibles cuando no existan (la esperanza muere al último) razones estructurales para el agotamiento profesional, conocido hoy con los nombres de moda como *burnout, fatiga compasiva* o *empática*. La deshumanización abarca dramáticamente el ejercicio privado de la medicina: desde la mercantilización a la que se ven obligados los médicos —que, sin derechos laborales, *recetan* o *dan orientación* en las farmacias— hasta la cínica atención centrada en la ganancia máxima de hospitales privados y de no pocos médicos en ejercicio liberal.

También tendrá su momento de cuestionamiento el papel depredador de la industria médica que, literalmente, *fabrica enfermedades*, un proceso conocido como *disease mongering* (2).

En medio de tan amplio espacio temático, veremos que la población es mantenida al margen del poder en los servicios públicos de salud (no puede ni escoger a su médico general para establecer una relación de beneficio mutuo a largo plazo), y mucho menos tiene voz en las formas en que se organiza su atención clínica (se evita a toda costa hablar de cuidados clínicos). Y jamás ha tenido la oportunidad de opinar sobre la forma y los contenidos de los programas universitarios que forman a los médicos que le cuidarán. Se desperdicia la experiencia de toda persona que ha sido paciente y que podría sistemáticamente compartir su experiencia con los médicos en formación para mostrarles —muy oportunamente— la visión de la relación médico—paciente desde la otra orilla del abismo que separa hoy en día al médico del paciente (3).

Nos seguiremos leyendo mutuamente cada semana en este espacio para cuestionar a la medicina; la cuestiono porque la amo y porque deseo que reencuentre su pasión original: tener conocimiento sólido para servir a sus semejantes. Y creo que tengo algunas aportaciones sustentadas para formar un nuevo tipo de médico mexicano.

Anexo tres fuentes que podrían ser parte de la *malla curricular* de un nuevo médico general mexicano.

Referencias

1. Needleman, J. (2014). *The Way of the Physician. Recovering the Heart of Medicine*. Napa CA: Fearless Books.
2. Shankar, P. R., & Subish, P. (2007). Diseases mongering. *Singapore Medical Journal.*, 48(4), 275—280.
3. Ramírez—Villaseñor, I., & García—Serrano, V. G. (2019). Pacientes como profesores en la escuela de medicina. *Archivos en Medicina Familiar. An International Journal.*, *21(2), 35-43.*

¿Medicina para la enfermedad o medicina para la persona?

Como escribí en la entrega del veintiuno de septiembre pasado, la medicina surgida en tiempos remotos no tenía ciencia que ofrecer, solo la protección física, los cuidados alimentarios, las primeras hierbas y la compasión. También las invocaciones a lo sagrado deben haber estado presentes. Descrito así, se comprende que los primeros médicos hayan sido los preparadores del cuerpo del fallecido para su viaje al infinito. Estos primeros colegas combinaron las funciones de curanderos, sacerdotes y también embalsamadores (1).

En la época de la historia escrita, en el siglo V a. C., se sitúa el nacimiento de la manera occidental de ver la medicina (el foco de esta columna); dicho origen se ubica en las islas del Peloponeso, en las costas de la actual Turquía. Había dos escuelas principales (rivales, como es usual): la de Cnido, que buscaba identificar cuadros clínicos característicos en muchos sujetos para aplicarlos al caso individual; y su contraria, la de Cos (Hipócrates, el más conocido de sus miembros), que se enfocaba en las características únicas de cada caso (2) y que, por ende, no podía aplicarse a otro caso de manera exactamente igual. Como se ve, las visiones separadas de centrarse en la enfermedad o en la persona, sin un terreno mixto compartido, se gestaron antes del siglo dieciséis, cuando surgieron las bases del método científico. La aplicación del método científico dio un enorme impulso al estudio de la enfermedad, pero concentró a la medicina exclusivamente en la dimensión biológica.

El método clínico—anatomo—patológico

A François Bichat se le atribuye el método de abrir cadáveres para relacionar los hallazgos *post mortem* con los síntomas y signos manifestados en vida. A esto se sumó la exploración física del cuerpo de la persona, usando el innovador estetoscopio inventado por René Théophile Hyacinthe Laennec, discípulo de Bichat. Este desarrollo tuvo lugar a principios del siglo diecinueve. Con estos avances se completó el método anatomo—clínico—patológico, que la escuela de medicina sigue enseñando actualmente, muchas veces sin siquiera mencionarlo por su nombre. Recibe nombres diversos: método biomédico del diagnóstico diferencial, método fisiopatológico o método anatomo—clínico—patológico. De hecho, a partir de la formalización de este método, empezamos a confiar más en lo que la exploración física y el laboratorio parecen decirnos que en lo que las personas nos relatan.

Es tan poca la credibilidad que concedemos a los relatos de los pacientes que denominamos «interrogatorio por aparatos y sistemas» a una parte de la historia clínica. Mis antiguos profesores recomendaban, a veces, darle al paciente «tribuna libre» para que nos contara cosas a las que no solemos conceder demasiada importancia, y lo hacemos teniendo en mente la «patología, trastorno o síndrome que debe subyacer a los síntomas y signos físicos».

En nuestra época, toda persona que consulta a un médico suele salir con solicitudes de estudios de sangre, orina, radiografías... Nos obsesiona encontrar la patología y, cuando no podemos precisarla, pronunciamos la catastrófica frase: «No tiene nada». Este será un tema particular en futuras entregas.

A finales del siglo diecinueve, todo marchaba sobre ruedas para la medicina con su brillante método, el cual se había reforzado alrededor de mil ochocientos cincuenta con el descubrimiento de los microbios (bacterias y parásitos). Fue tal el éxito de los afamados Robert Koch y Louis Pasteur que este último creó una vacuna contra la rabia, a pesar de que todavía no se conocía la existencia de los virus. Pero había una piedra en el zapato, un problema: el poderoso método anatomo—clínico—patológico no pudo resolver el enigma de la *histeria* (un tema que abordaré después del siguiente párrafo).

¿Por qué la medicina estudió durante quinientos años el cuerpo separado de la mente?

Una razón por la que la medicina se concentró en el estudio del cuerpo humano (como si fuera una máquina biológica compuesta por sangre, tendones, músculos y órganos internos) (3) fue que la Iglesia Católica aceptó en el siglo quince la disección del cuerpo, pero dejó bajo su control el estudio de la mente, el alma humana y su conducta (4). Cualquier reclamo, por favor, debía dirigirse al Santo Oficio, más popularmente conocido como la Santa Inquisición. Así, durante al menos quinientos años, no hubo enfoques científicos de la inexplicable *Res Cogitans* o «parte pensante», en palabras del gran René Descartes.

¿Y qué con la histeria?

Volvemos a la histeria. A mediados del siglo dieciocho (mil setecientos cincuenta), apareció un médico educado en Viena que aliviaba enormemente a las personas histéricas, para las que la medicina no tenía explicación teórica alguna ni tratamiento que ofrecer. El personaje en cuestión era Franz Mesmer (mil setecientos treinta y tres—mil ochocientos quince). Mesmer curaba a sus pacientes en sesiones grupales en las que empleaba metales imantados. El rey Luis XVI ordenó investigar el asunto y solicitó a dos comités de científicos que respondieran a la pregunta: «¿Es cierto que existe un "magnetismo animal" y un "fluido universal" detrás de este tema?» Nótese que la pregunta no fue: «¿Existen esas curaciones extrañas de los histéricos?» Curiosa situación que, con muchos enredos, dio lugar a la hipnosis y la psicoterapia.

Conclusión

Recuerden, amables lectores, que la medicina tuvo que construirse solamente sobre el conocimiento biológico, objetivo y verificable. Su método chocó con pared cuando lo subjetivo (lo que ocurre en la mente de cada uno) y lo intersubjetivo (los significados que construimos entre las personas) se le atravesaron en el camino, y hasta la fecha no les encuentra solución.

La medicina surgió investigando lo que ocurría en el cuerpo humano y desarrolló un método para ello —**el método clínico—anatomopatológico**—, pero este fue insuficiente para entender el mundo psicológico de las personas. La psicología clínica se desarrolló separadamente de la medicina; la **histeria** y la **hipnosis** por sugestión son parte de ese desarrollo. Medicina y psicología siguieron desarrollos separados: una estudiando el cuerpo, la otra la mente. Ninguna de ellas veía al humano completo: mente y cuerpo unidos y dentro de un contexto.

Referencias

1. Sturmberg, J. P., & Martin, C. M. (2013). Complexity in health: An introduction. En J. P. Sturmberg, & C. M. Martin, *Handbook of System and Complexity in Health*. (pp. 1—24). New York: Springer.

2. Freeman, T. R. (2016). *McWhinney's textbook of family medicine*. New York: Oxford University Press.
3. Descartes, R. (1998). *El discurso del método*. Buenos Aires: Losada, S.A.
4. Sigerist, H. E. (1981). *Hitos en la historia de la salud pública*. México: Siglo XXI Editores, S.A.

La histeria derrota a la biomedicina y abre un camino inusitado

Y bien, ¿qué era la histeria y quién era Jean—Martin Charcot, paladín del método biomédico? Y ¿qué tiene que ver este embrollo del descubrimiento del lado psicológico de la salud—enfermedad con la gente común?

Desde tiempos de Hipócrates se creía que síntomas tan diversos como el dolor de cabeza repetitivo, la sensación de ahogo, la falta de fuerza, los ataques convulsivos repetitivos (hoy conocidos como epilepsia), la parálisis de las extremidades, las crisis emocionales y mucho más, eran producidos porque el útero (*hystera*, matriz) andaba «suelto» dentro del cuerpo de las mujeres, perturbando los órganos. Esta teoría quedó descartada cuando Pierre Briquet (mil setecientos noventa y seis—mil ochocientos ochenta y uno) concluyó que la histeria ocurría también en hombres y que se debía a alguna alteración de una parte del encéfalo que «recibía los afectos» (1).

Así que la matriz o útero dejó de ser culpado de la histeria.

Pero, «seguramente debería haber algún tipo de tumor cerebral o algo así».

Martín Charcot (1825—1893), alumno de Briquet, se propuso encontrar las lesiones cerebrales que supuestamente deberían estar presentes en las personas «histéricas», y que pensaba localizar mediante autopsias en sus cadáveres (aplicando el método clínico—anatomo—patológico explicado en la entrega pasada).

Pero Charcot no pudo encontrar lesiones demostrables en estos pacientes.

Así las cosas, «la histeria le abrió un agujero a la ciencia positivista» (2), debido a que el método clínico—anatomo—patológico, basado en esa visión científica, no pudo corroborar su teoría de que toda enfermedad clínica se fundamenta en una alteración de los órganos o tejidos del cuerpo (lo que se denomina patología).

Como buen científico, Charcot siguió investigando y observó que los traumas físicos graves, como los que ocurrían en la industria y los ferrocarriles de la época (amputaciones accidentales y otros graves accidentes), producían en los obreros el mismo tipo de síntomas que la histeria (parálisis, pérdida del habla, evasión de la realidad, insomnio crónico, miedo extremo, etcétera).

De esta manera, Charcot dedujo que si los traumas físicos causaban histeria, entonces los histéricos sin una historia aparente de trauma físico severo deberían haber sufrido traumas similares, pero no podían recordarlos.

Y aquí dio el salto hacia lo subjetivo, buscando en los recuerdos y adoptando un método intersubjetivo, la hipnosis (2), para hacer sus famosas regresiones en auditorios repletos de médicos curiosos.

Pero lo que Charcot encontró en sus experimentos fueron relatos de ¡abuso sexual obtenido bajo hipnosis! (noten que la ciencia dio un salto de calidad cuando la hipótesis de la base patológica resultó ser falsa).

Y aquí entra en la historia el conocido médico alemán Sigmund Freud, quien atendió clases con Charcot, y que en conjunto con Joseph Breuer, creó el concepto de «trauma psíquico», es decir, las vivencias del pasado podrían causar efectos tan intensos en la mente—cuerpo como si ocurrieran en el presente, aunque las personas no las recordaran (1).

Así, Charcot, en mi opinión, mostró las limitaciones de la biomedicina y abrió el fascinante mundo de la relación entre los niveles biológicos, psicológicos y sociales —¿o qué si no es el abuso sexual?

¿Qué infiero de este hecho fundamental en la historia de la medicina?

Mi interpretación es que Charcot dejó de lado el paradigma de la realidad exclusivamente objetiva cuando el método clínico—anatomo—patológico no resultó eficaz y abordó la subjetividad de los recuerdos de las personas con un método propio de la inter-subjetividad —la hipnosis—, y aunque su hipótesis de que debería existir un trauma físico resultó incorrecta, abrió el camino para el estudio formal de la subjetividad humana y de los procesos mentales que ocurren fuera de la conciencia.

Genial, ¿no?

Tal es el potencial de la medicina cuando asume que la realidad es tanto objetiva (física, apreciable por los órganos sensoriales), subjetiva (procesos psicológicos), intersubjetiva (lo interrelacional) y, en momentos muy especiales, es de orden espiritual (aquí vista como conexión, armonía con todo el universo).

La participación de estos niveles de la realidad en medicina es, en mi opinión, verdadera, es decir, tienen existencia; veremos anécdotas en la siguiente entrega.

¿Qué tiene que ver la columna de hoy con la medicina y con la gente común?

Primero, que la hipnosis, que tardó un siglo en consolidarse desde Franz Mesmer (3), y que sumada al conjunto de las explicaciones teóricas de Briquet y Freud, demostró que los seres humanos podemos separar la conciencia de las sensaciones corporales.

Y esto es tan cierto hasta el punto de que en tiempos modernos se han podido realizar cirugías importantes en personas hipnotizadas y sin anestesia alguna (4).

En segundo lugar, los estudiantes de medicina, desde hace ciento veinticuatro años al menos, son instruidos solamente en biomedicina; por ende, los médicos no pueden ver más allá de ella a menos que aprendan por su cuenta.

En tercer lugar, persiste en la enseñanza médica el concepto de «paciente somatizador», nuevo nombre que adquiere en la biomedicina la antigua histeria.

La denominación «somatización» implica que el paciente genera sus propios síntomas, lo que, lamentablemente, confunde «somatizar» con fingir síntomas.

Hace cien años la medicina psicosomática pronosticaba que la psiquiatría y la medicina general se fusionarían en una sola (5). Lamentablemente, no fue así; la medicina general fue abandonada, aunque su nombre persiste en los títulos de los egresados, y yo soy uno de ellos.

¿Cómo le afecta a usted, estimado lector, el relato de hoy?

Usted tendrá sus historias; yo le platicaré algunas anécdotas de mis vivencias.

El método clínico de la medicina fracasó totalmente para entender los síntomas corporales de la **histeria**, pero el uso de la hipnosis mostró que había pensamientos profundos en la mente humana. Surgió el concepto de **trauma psíquico** que abrió un mundo enorme de posibilidades.

Referencias

1. Amoruso, L., & Bruno, M. (2010). Breve revisión de la primera conceptualización freudiana sobre la histeria. *Perspectivas en Psicología*, 7, 45—52.
2. Cardona—Quitian, E. H. (2012). El tratamiento de la histeria a finales del siglo XIX y el agujero de la ciencia médica. *Desde el Jardín de Freud* (12), 293—310.

3. La hipnosis se generó a partir del estudio de las curaciones que Franz Mesmer hacía en grupos de histéricas bajo el supuesto equivocado de que restablecía el *equilibrio del fluido vital que venía del magnetismo universal y que cada animal tenía*. Se pudo saber que había un trance hipnótico producto de la disposición a ser hipnotizado, la sugestión, el tacto corporal específico y la atención dirigida por el hipnotizador. https://quierotv.mx/2024/09/28/medicina—para—la—enfermedad—o—medicina—para—la—persona.

4. Facco, E., Pasquali, S., Zanette, G., & Casiglia, E. (2013). Hypnosis as sole anesthesia for skin tumor removal in a patient with multiple chemical *sensitivity*. *Anaesthesia*, 68, 961—965. doi:10.1111/anae.12251.

5. Weiss, E., & English, O. S. (1949). *Psychosomatic medicine*. Philadelphia: W.B. Saunders Company.

Fármacos más hipnosis e intersubjetividad

En la anterior entrega prometí compartir experiencias con pacientes reales que sucedieron durante mi temprana formación en el internado de pregrado (el quinto año de la carrera de medicina).

Aunque los sucesos se remontan a 1978, conservo con claridad lo sucedido porque solía contar estas anécdotas a mis estudiantes de farmacología y medicina familiar en la Universidad de Guadalajara y el TEC de Monterrey.

Serán dos historias hoy.

¿Si le controlo la crisis asmática nos vamos a cenar?

Los internos de pregrado éramos como pajarillos asustados que buscan la parvada para intercambiar todo tipo de experiencias en busca de sobrevivir a los doce meses con sus noventa horas semanales de estancia intrahospitalaria, incluidos los turnos nocturnos, al menos cada cuatro días.

Los momentos de las comidas son cruciales en ese sentido.

Va el relato.

Un día común llegamos «Rufino» y yo al servicio de urgencias de adultos para buscar al colega allí asignado «Pepe» para juntos ir al comedor.

«Pepe» no podía acompañarnos porque estaba al cuidado de un hombre de unos sesenta y cinco años que llevaba doce horas hospitalizado por una crisis severísima de asma.

Ya le habían aplicado **todos los recursos** de la época; era octubre de mil novecientos setenta y siete en el **Hospital Cuarenta y Cinco del IMSS**. En aquel momento, era el de mayor nivel de especialidad en Jalisco, justo antes de la apertura del Centro Médico Nacional de Occidente.

Volviendo al caso, Rufino dice: «**Ah, vale**, entonces, ¿si hago que remita la crisis, nos podemos ir a cenar?»

—Sí, claro —pensamos y dijimos Pepe y yo.

Rufino se sentó frente al paciente, le pidió que lo viera a los ojos, le tocó ambas manos con las suyas y, con voz pausada y suave, le dijo, más o menos así: «Respire lentamente, lentamente, poco a poco».

Al principio, el paciente no podía hacerlo, pero en unos minutos empezó a respirar sin el **silbido**; el tiraje supraclavicular se redujo muchísimo (la piel por encima de sus clavículas ya no se hundía con cada inspiración).

Los médicos de base, todos clínicos muy experimentados, se quedaron impresionados: un interno de pregrado estaba resolviendo un caso notoriamente grave con solo conversar de una manera especial con el paciente.

Llegamos al comedor muy a tiempo... —Oye, ¿cómo hiciste eso que vimos hace **un momento**? —Es hipnosis, voy a clases de eso —dijo Rufino y siguió comiendo.

Conectar intersubjetivamente con una persona en estado alucinatorio

Rufino me inspiró, sin duda, pero seguí sin saber algo acerca de la «hipnosis», ¡vaya misterio!

Pero el recuerdo quedó imborrable.

Retomo mi relato.

El escenario ahora es el hospital del IMSS en Ciudad Guzmán; sigo en el internado, era mil novecientos setenta y ocho. Llegué a urgencias a invitar a «Memo» para ir a cenar.

Pero se presentaba una urgencia de mayor envergadura: se oían dolorosos alaridos de tristeza, de inmensa agonía.

Una mujer estaba alucinando que la acosaban los demonios del infierno... La arrastraban a las llamas eternas, y ella imploraba en llanto.

Una hora antes había sufrido una tragedia inmensa: dos de sus pequeños hijos, de menos de tres años, habían muerto ahogados en la tina donde los bañaba (esas de lámina de aquellos años), un descuido atroz.

Solo disociando su realidad interna de la tragedia objetiva se podría evitar el suicidio.

—¿Por qué no le inyectan haloperidol o clorpromazina, o ambos? —pregunté.

—Porque es imposible acercarse; nos considera demonios; ya golpeó a dos enfermeros.

Y, como Rufino había hecho, me vino a la mente de inmediato lo que necesitaba hacerse. —¿Si me acerco a ella y se calma, la pueden inyectar?

—¡Claro! Están listas las jeringas.

—Bien, voy a abrir la cortina de su cubículo; cuando vean que está tranquila, la inyectan.

Abrí súbitamente la cortina y, a todo pulmón, grité: «¡Aléjate, Satanás, de mi hija preferida! ¡Lárgate de aquí con todos tus demonios!» La paciente me abrazó fuertemente, y yo la abracé a ella sin dejar de gritar órdenes a los demonios.

Le aplicaron los antipsicóticos intramusculares sin problemas.

Minutos después, cesó su agitación y empezó a dormir.

Así se logró su traslado al hospital de Guadalajara, donde sería internada.

¿Qué intento mostrar con estas historias reales de mi quinto año de la carrera?

Estos relatos tienen la intención de mostrar que no hay separación entre lo mental y lo físico —que vimos en la entrega pasada—.

Así, el paciente con asma grave cursa con espasmo (contractura) sostenido de los músculos de los bronquios y secreción excesiva de moco de las cubiertas del epitelio bronquial.

Estos procesos físicos pueden causar la muerte del paciente por tapones de moco duro, imposibles de remover.

La hipnosis logró frenar el sistema colinérgico del paciente (hoy eso se puede hacer con bromuro de ipratropio y otros medicamentos).

Rufino, gracias a su conocimiento de la hipnosis, le salvó la vida a esa persona en aquel momento.

El caso busca demostrar que la mente y el cuerpo son una sola unidad en el ser humano y que la biomedicina —y esta es la crítica de esta columna— no se atreve a salirse de su lado puramente objetivo.

El resultado es que no alcanza su potencial poder curativo, el cual se alcanzaría al unir ciencia objetiva y ciencia subjetiva.

A esta última la denomino ecuanimidad compasiva, que tendrá su momento en esta columna.

El caso de la paciente en psicosis aguda intenta mostrar que hay maneras de conectarse con la subjetividad de un ser que sufre, y que esto es más fácil cuando se comparte la cultura (creencias, religión, costumbres y otros aspectos) de las personas que uno trata.

En este punto, es necesaria una acotación.

En mil novecientos setenta y cinco, en la librería del Fondo de Cultura Económica, que estaba frente a la Parroquia de Aránzazu, encontré un libro de Michael Balint (1).

Lo entendía muy poco; relataba casos que mejoraban más con los médicos generales que con los del hospital, incluyendo a los psiquiatras.

Algo me decía que la medicina general era más que lo que la escuela de medicina y el hospital me estaban enseñando...

Referencias

1. Balint, M., & Balint, E. (1966). *Técnicas psicoterapéuticas en medicina*. México: Siglo XXI.

Mecánico de máquinas humanas

La enseñanza cartesiana de la separación entre mente y cuerpo domina la educación práctica de la medicina.

El discurso es: «El ser humano es una máquina biológica que funciona bajo las leyes de la física mecánica; los síntomas son causados por una patología objetiva; y, cuando descartamos esa patología, entonces la máquina tiene una enfermedad mental: algo está desarreglado en su encéfalo (cerebro, cerebelo y tallo cerebral). Si dentro de su encéfalo no hay patología demostrable, entonces la máquina tiene una enfermedad de la mente (el misterio llamado psique, conciencia), y eso corresponde ser atendido por la psiquiatría y la psicología».

Esta crítica podría verse exagerada; así que invoco a George Engel, médico internista y también psiquiatra, quien afirmó que la medicina había establecido una fuerte división entre mente y cuerpo adoptando la metáfora del «cuerpo como una máquina» y a la enfermedad como una descompostura de esta (1).

Esta metáfora ha sido la base educativa en la escuela médica y en la organización de los hospitales.

La consecuencia inmediata es que se deja de lado a la persona y se ignoran las emociones y sentimientos bilaterales implicados en la relación médico—paciente (2).

Muchos médicos con experiencia pregonan el desapego emocional: «Jamás muestren emociones y sentimientos con las personas que atienden».

En otras palabras, los médicos con experiencia indican a los novatos que separen sus emociones y sentimientos de su práctica profesional.

Algunos médicos sospechan que es posible ser compasivos y al mismo tiempo objetivos; sin embargo, no tienen formación teórica al respecto y sucumben ante la subcultura del desapego médico. ¿Quién tiene tiempo para educar las emociones y sentimientos?

Así las cosas, los «mecánicos de cuerpos» se protegen de las emociones y sentimientos propios y ajenos, pero al costo de la atrofia emocional: muchos desarrollan *alexitimia*, no perciben emociones de los otros ni las propias.

Sin duda, la *alexitimia* afecta sus relaciones más estrechas, sus familias.

La profesión médica está plagada de suicidios, conductas descontroladas, alcoholismo, insatisfacción con el ejercicio profesional, adicción a sedantes, opioides, al trabajo, al juego, y más (3).

¿Hay alternativa a la metáfora de la máquina biológica?

Sí la hay: la teoría organísmica, que sostiene que somos seres vivos complejos y autogenerativos.

Las máquinas no sienten dolor, no sufren, no anhelan, no tienen conciencia de la vida y la muerte, no sostienen valores éticos, aspiraciones ni relaciones íntimas, y tampoco dan consuelo ni lo piden. Por el contrario, los organismos vivos autogenerativos poseen una enorme fuerza adaptativa y establecen claras relaciones con su entorno (4); son capaces de sanar las heridas físicas o morales, incluso emocionalmente. En esta visión del mundo de organismos autopoiéticos (autogenerativos) (5), el médico no repara máquinas descompuestas, sino que ayuda al organismo complejo a sanar por sus propios recursos. Así, anestesiamos, limpiamos y suturamos metódicamente heridas profundas en las personas que atendemos. Si el organismo es suficientemente fuerte, sanará. Lo mismo ocurre con la prescripción correcta de antimicrobianos, antivirales, antineoplásicos, etcétera. De igual manera, se produce la curación si logramos comprender los significados del sufrimiento emocional y ayudamos a la persona a autodescubrirse y a generar nuevos sentidos de su pasado y presente que la fortalezcan. Estamos hablando de centrarnos en la persona sin descuidar la enfermedad del tipo que esta sea, siempre y cuando la persona la padezca.

Instituciones aferradas al paradigma médico del siglo diecinueve

La cuestión central radica en que la escuela de medicina debe abandonar el viejo paradigma del siglo diecinueve, que asume que puede lograr soluciones biológicas a todo problema de salud. Los logros de la biomedicina son enormes: ya no existe la viruela que devastó a la humanidad por milenios, y la esperanza de vida ha pasado de treinta y cinco años en 1850 a más de setenta y cinco años actualmente. La mortalidad infantil y materna se ha reducido enormemente; los implantes de articulaciones, las cirugías cardiológicas y mucho más está ahora al alcance de quienes tienen buenos servicios de salud. No obstante, la enfermedad crónica crece y ha alcanzado proporciones enormes, mientras que el sufrimiento de orden mental alcanza niveles epidémicos. La metáfora de la máquina biológica se sostiene por la mera inercia a resistir nuevas formas de ver la realidad compleja. En estos días se anuncia la «curación» de la primera mujer con diabetes tipo 1 (6), aunque nadie sabe si las células beta originadas en células madre vivirán muchos años con ella a pesar de los anticuerpos que destruyeron su páncreas. Seguramente tendrá que seguir usando supresores de su sistema inmunitario. No es posible estimar qué ocurrirá con este emprendimiento, pero, por el momento, se ha abierto un nuevo mercado en la biología molecular. Mientras, el origen de las enfermedades crónicas sigue sin ser atendido: la pobreza, la discriminación social y la crisis ecológica no son temas de la biomedicina.

¿Hay alternativas?

Afortunadamente, ya se ha investigado mucho sobre cómo educar las emociones y sentimientos del médico en formación. Sin embargo, la cerrazón de las escuelas de medicina e instituciones de salud en México es abrumadora; están totalmente centrados en la enfermedad, bajo la metáfora de la máquina biológica. Es una cuestión interesante, porque el actual gobierno federal se asume como continuador del «Humanismo mexicano». ¿Qué significa eso para la educación médica y los sistemas de salud centrados en la atención y educación de patologías, tal como las concibe la epidemiología clásica? ¿Los responsables de la salud y educación médica en México sospecharán que existe una filosofía y método clínico centrado en la persona publicado desde 1993? ¿Sabrán que hay numerosos estudios que demuestran que este enfoque reduce costos, eleva la satisfacción y genera mejores resultados clínicos para los pacientes? ¿Sabrán que centrarse en la persona eleva la satisfacción profesional de los médicos?

Referencias.

1. Engel, G. L. (2012). The need for a new medical model: A challenge for biomedicine. *Psychodynamic Psychiatry*, 40(3), 377—396.
2. McWhinney. (1996). The importance of being different. *British Journal of General Practice*, 46, 433—436.
3. Ramírez—Villaseñor, I. (2018). La infelicidad de los médicos: Un fenómeno complejo y un intento por comprenderla. *Revista Mexicana de Medicina Familiar*, (1), 37—44.

4. Sturmberg, J. P., & Miles, A. (2013). The complex nature of knowledge. En J. Sturmberg, & C. M. Martin, *Handbook of systems and complexity in health.* (pp. 39—62). New York: Springer.

5. Stewart, J. (2001). Radical constructivism in biology and cognitive science. *Foundations of Science*, 6, 99—124.

6. https://www.nature.com/articles/d41586—024—03129—3?s=08

Medicina centrada en la persona

El diagnóstico diferencial de la medicina centrada en la enfermedad

Antes de explicar el método de la medicina centrada en la persona que, filosóficamente hablando, concibe a los humanos como organismos vivos autogenerativos (como expliqué en la entrega pasada), vamos a revisar cómo funciona el método dominante de la medicina centrada en la enfermedad. Cuando usted va a consulta con un médico que asume la idea de la «máquina biológica», suele recibirlo con preguntas cerradas.

—¿Qué le pasa? —pregunta el médico.

En la mente del médico está la pregunta sobre síntomas corporales, no síntomas afectivos, ni situaciones de su contexto que podrían estar afectándole. En las instituciones públicas, las preguntas son a veces más limitantes.

—¿Viene por su medicina para la presión arterial? —le interrogan.

Un médico más amable le puede preguntar:

—¿En qué puedo servirle? —inquiere.

De cualquier modo, en el modelo centrado en la enfermedad el médico rápidamente prosigue con preguntas cerradas sobre los síntomas: «¿Desde cuándo tiene tal o cual cosa?», «¿Cómo es?», «¿Qué lo incrementa?», «¿Qué lo mejora?», etcétera. Después, le «interroga» en busca de más síntomas. Sigue una exploración física (a veces sin informar qué se busca). Puede darle solicitudes de pruebas de laboratorio o de imagen, y le da una explicación en palabras técnicas como si el paciente estuviera obligado a conocerlas. A veces pregunta si ha entendido. Si la consulta es en el hospital y se revisa una gran cantidad de exámenes, quedan muchas dudas que, dado el contexto de premura y la actitud del médico, es mejor no preguntar. Al final, el médico, por lo general, termina la consulta entregándole una receta, una solicitud de pruebas o un papel para interconsultas. Lo típico es:

—Tómese esto y aquello y que le den cita dentro de seis meses... Llévele esta nota a su médico familiar. ¿Alguna duda? Bien, en caso de que se sienta mal, pase a urgencias de su clínica o del hospital —dice habitualmente.

El médico de la institución pública hace una nota en el expediente, la cual determina la supuesta calidad de atención que usted ha recibido. En el medio privado, no hay siquiera revisión de los expedientes por alguna autoridad sanitaria. En la medicina privada suele haber más amabilidad y más sonrisas:

—Mire, vamos bien, usted no se preocupe, tómese lo que dice la receta, compre la marca que le di, **no compre genéricos**. Va a estar bien, vuelva en un mes con los nuevos estudios de laboratorio (1). Ya veremos si es necesario cambiar sus medicinas. Cualquier cosa me llama. ¡Ah!, ¿con qué empresa de seguros tiene su póliza de gastos médicos? —expresa con una sonrisa.

El método clínico centrado en la persona (MCCP)

Expliquemos con un ejemplo real cuando el médico considera a la persona un organismo autogenerativo y contextual

Una mujer de sesenta y cuatro años (la llamaré la señora M) viene sola a consulta, y ella inició el diálogo:

—«Buenas tardes, doctor, mire, me siento mal, me duele la garganta, la tos no se me quita. No sé qué tengo; como que me va a dar gripa, pero ni me da, no me fluye ni se me quita. Ya me dieron unas medicinas (*antimicrobianos y sedantes*) hace cuatro días, y yo no me compongo; también me duele la cabeza, me falta fuerza...»

Reviso su garganta y otros datos que permiten decidir si tiene una faringitis bacteriana o una de causa viral (en este caso, es claramente de origen viral). En pocos minutos, me queda claro que M cursa con una faringitis viral sin complicación. Mi explicación es como sigue:

—«Señora M, sus pulmones están muy bien; estoy completamente seguro de que no hay complicación, y parece que le quiere dar una gripa; su cuerpo se está defendiendo muy bien...» —«¡Qué bueno, doctor, eso me tenía preocupada!» — Su aceptación me confirma que concordamos. —sigo hablando—: «Ya no voy a darle antibióticos; no nos ayudan en este caso». —Asiente con la cabeza. ... Sin embargo, tengo la impresión de que su cuerpo está expresando cierta tensión que parece haber en su mente... Tal vez preocupaciones... no sé... (Pausa, silencio). Los ojos de la señora M se llenan de lágrimas. La miro, mostrándole que entiendo su sufrimiento. Se anima y dice:

—«Estoy a punto de perder mi casa; ya me embargaron todos mis muebles; estoy desesperada».

Siento su angustia, la animo a expresarse. Gime, respira y relata que los embargos son por las deudas de sus hijos. Llora con un quejido intenso... Percibo sus sentimientos de impotencia y rabia al sentirse decepcionada por sus hijos. Mi recurso primordial es la escucha plena guiada por ecuanimidad compasiva.

Acordamos iniciar un antidepresivo que induce sueño, tomar caldo de pollo y frutas en cada comida, y la vería en tres días. M buscará ayuda legal. Se despidió sonriente:

—«No sé por qué, pero me siento aliviada. ¡Qué bueno que lo conocí, doctor! Nunca había consultado a un médico familiar».*

Semanas después estaba mejor y había conseguido ayuda legal. En el método clínico centrado en la persona se hilan finamente los síntomas con el estado afectivo e ideas de la persona; se busca llegar a un acuerdo sobre cuáles son los problemas que deben tratarse y el papel que le corresponde al médico y el que corresponde a la paciente. Esto no funciona sin una sintonía empática compleja y multinivel que denomino ecuanimidad compasiva.

¿Qué tanto debo averiguar en cada consulta y en cada caso?

Cuando el caso es más complejo, el MCCP indaga sobre la historia de vida de la persona, sobre su familia de origen, el contexto comunitario actual y pasado... al ritmo que la persona desee y en consultas subsecuentes programadas especialmente para escuchar su narración. El recurso fundamental de la medicina centrada en la persona es fortalecer la relación médico— paciente sobre la base de la ecuanimidad compasiva. Esto no es sencillo; requiere teoría y práctica específicas. Ya tocaremos el tema de un método para enseñar ecuanimidad compasiva a médicos generales, lo que me permitió obtener el grado de doctor en investigación psicológica por el ITESO.

Autocrítica

Alguien versado en casos como el que relato notará que no indagué sobre una figura claramente ausente: el esposo o pareja de M. Cada cosa a su tiempo y al ritmo de las personas. No se trata de satisfacer mi curiosidad o de «estudiar a la familia de M, tipificarla o clasificarla como disfuncional, u otra»; se trata de construir una relación médico—paciente con poder terapéutico que ayude a servirle mejor.

Conclusión

El MCCP se publicó por primera vez en mil novecientos noventa y tres (2). Treinta y un años después, sigue ausente de las escuelas de medicina y del sistema de salud de México. Estos temas de la relación médico—paciente—familia son extraños a la biomedicina; un destacado autor describe esto como «magia» y les parece un misterio (3). Pero el método clínico centrado en la persona, que integra al diagnóstico diferencial clásico, no salió de la nada; se requirió de unos veinticinco años de investigación de diversas ciencias para darle concreción: la antropología, la comunicación, diversas psicologías, la epidemiología y métodos numéricos y cualitativos... No hay magia; son ciencias en el sentido amplio del término.

Frente al método dominante, que reduce al paciente a una **«máquina biológica»** centrada únicamente en la enfermedad y el síntoma físico, el **Método Clínico Centrado en la Persona (MCCP)**, en cambio, ve al ser humano como un organismo **autogenerativo y contextual**. Su práctica requiere integrar los síntomas físicos con el **estado afectivo** y las preocupaciones del paciente, utilizando la **ecuanimidad compasiva** como recurso fundamental. Este enfoque no es «magia», sino el resultado de la investigación rigurosa en diversas ciencias y busca establecer una **relación terapéutica** basada en acuerdos mutuos.

Notas y referencias

1. Hoy los médicos privados no piden exámenes selectivamente, sino paneles de laboratorio en paquetes (como hoy se venden en «*combos*» las tortas y las hamburguesas). Lo

peor del tema es que algunos laboratorios y gabinetes le dan hasta el 30 % del costo de los exámenes al médico que los pidió.

2. Stewart, M., Brown, J. B., Weston, W. W., McWhinney, R. I., Mc William, C., & Freeman, T. R. (2003). *Patient—centered medicine. Transforming the clinical method*. Abingdon, U.K.: Radcliffe Medical Press.
3. Lifshitz, A. (2022). *Saber y magia. Reflexiones contemporáneas sobre el arte de la medicina*. México: Palabras y Plumas.

La persona y su contexto en medicina

Un lector hizo una acotación vía Facebook

Un atento lector de mi columna del veintiséis de octubre consideró que esta se entendería mejor si la hubiera intitulado «La medicina centrada en la persona y **su contexto**». Estoy de acuerdo. No se le describe así porque la atención del contexto varía en cada caso, según sea necesario y posible en el momento en que se atiende al paciente y en concordancia con el problema que le hizo buscar atención médica. Cuando atendemos niños, personas de edad avanzada y otras circunstancias, el contexto se presenta en personas concretas que los acompañan. Un bebé de pocos meses que no es acompañado por su madre o padre de inmediato traduce un contexto que buscamos averiguar. De igual manera, cuando el anciano con serio problema de salud es acompañado por un vecino o un amigo y no un familiar directo.

La información científica en biomedicina carece de contexto

La valiosa información del contexto inmediato (la familia) y distal (trabajo, comunidad) está ausente en los estudios que leen los médicos (incluso los que buscan buena información). La metodología de la investigación científica que domina en la medicina deja fuera los contextos de las personas que incluye en su indagación. Para que un estudio clínico sea científicamente válido, restringe lo más posible los criterios de admisibilidad, además de que es imposible incluir en los estudios variables como: «¿Qué calidad de relaciones íntimas tienen los pacientes?». «¿Son optimistas o pesimistas?». «¿Tienen confianza en su médico?».

¿Son viudos, solteros, bisexuales, homosexuales...? ¿Tienen mascotas? ¿Tienen conflictos en el barrio donde viven? ¿Son creyentes o no creyentes? Y así, de forma inconmensurable, los contextos humanos resultan imposibles de incluir en un estudio científico habitual.

Así las cosas, la información que alguna vez pretendió ser la «base del ejercicio médico», conocida como Atención Médica Basada en la Evidencia (AMBE) (1), es tan solo información organizada sobre la enfermedad, restringida a las etiquetas diagnósticas: «diabetes mellitus», «cardiopatía isquémica», «esquizofrenia paranoide», «fibromialgia» o cualquier otra.

Para tratar a personas reales, es claramente necesario conocer a la persona concreta que se va a atender. Sin esta información, el médico actúa en un gran vacío de información específica, que solo podrá llenar conociendo a la persona que trata y su contexto. Esta simple verdad sigue siendo sistemáticamente ignorada por las facultades de medicina y las instituciones que imponen las llamadas Guías de Práctica Clínica (GPC), elaboradas a partir de selecciones de información científica centrada en la enfermedad y, por necesidad, sin contexto, tal como se explicó.

¿Pueden ser normativas las guías de práctica clínica?

Este tema posee una relevancia política que lo convierte prácticamente en un tabú en el sistema de salud y en las universidades de México. Se pretende ignorar que las GPC son documentos que se construyen conforme a los intereses específicos de los actores que las elaboran (instituciones públicas, privadas, grupos sociales, industria médica) (2), y que, en realidad, se hacen bajo pedido. Una de las mayores críticas a la AMBE es que convierte a los médicos en meros técnicos de los servicios de salud (3). Hasta aquí dejo el tema, con la intención de dedicarle más de una columna en el futuro; no obstante, las citas que ofrezco son de gran valor para quien desee verificar mis afirmaciones. Para una revisión a fondo del tema, remito a mi publicación de 2017 en Madrid, España (4). Formulo algunas preguntas: ¿Por qué un sexenio tras otro cambian las directivas federales que pretenden prevenir y tratar el complejo panorama epidemiológico nacional? ¿Qué impacto en la salud de la población puede tener la certificación de los médicos, basada en guías de práctica clínica con carácter normativo? ¿Ya se ha claudicado en el objetivo inicial de la medicina de formar médicos con el más alto sentido de juicio clínico, con la sabiduría (*phronesis* aristotélica) necesaria para decidir en cada caso?

¿Por qué es tan importante conocer el contexto de las personas en la atención médica?

Vayamos al grano: la integración de ciencias como la psicología, la inmunología, la endocrinología y la neurofisiología ha demostrado lo siguiente: las parejas que discuten acaloradamente experimentan una elevación de sustancias inflamatorias en los días siguientes, lo que entorpece la cicatrización de heridas quirúrgicas (5). No es descabellado suponer que la inflamación crónica, derivada de este motivo, genera y empeora una amplia gama de enfermedades.

Existen estudios de buena calidad que demuestran que las personas con una elevada hostilidad desarrollan enfermedad pulmonar obstructiva crónica con la misma magnitud que los fumadores crónicos (6). Vivir con una pareja altamente hostil podría ser causa de estrés crónico, un tema que abordaremos en futuras entregas.

Conclusión

Conocer el contexto proximal y distal de las personas a las que atendemos ofrece información que no puede obtenerse de las publicaciones científicas. La información contextual es específica para cada caso y no es extrapolable a otros. Sin embargo, esta información específica posee un valor muy alto para formular planes de tratamiento aceptables y eficaces para cada persona. Es momento de enunciar algo ignorado por todo el sistema de salud: la información que un médico general acumula a través de los años con cada paciente y familia que trata es coconstruida, ya que las personas no confían su intimidad de igual manera a cualquier médico (sea mujer u hombre). Por ello, cada médico forma parte del pronóstico de sus pacientes; y cuanto más larga y de mayor calidad sea la relación médico—paciente y familia, mayor será el beneficio en su salud y el uso adecuado de los recursos. Se entiende que un sistema de salud coherente y democrático debería dirigirse a promover y mantener una relación médico—paciente mutuamente voluntaria por décadas y preparar la transición entre un médico general y otro, porque el conocimiento personal de los pacientes y sus familias es, por principio, intransferible.

Síntesis final

La información científica que los médicos leemos está, por necesidad metodológica, exenta de contextos personales. Las particularidades que nos hacen únicos no pueden formar parte de los estudios científicos poblacionales. Por esta razón, es de suma importancia que el médico cuente con un método que le permita conocer esas particularidades de sus pacientes concretos, así como con el buen juicio humano para hacer compatibles ambas formas de conocimiento: el personal y el científico.

Referencias

1. Barends, E., & Briner, R. B. (2014). Teaching evidence—based practice: Lessons from the pioneers. An interview with Amanda Burls and Gordon Guyatt. *Academy of Management Learning & Education*, 3, 476—483.

2. Saarni, S.I., & Gylling, H.A. (2004). Evidence based medicine guidelines: a solution to rationing or politics disguised as science? *Journal of Medical Ethics*, 30, 171—175.

3. Miles, A. (2007). Science: A limited source of knowledge and authority in the care of patients. A review and analysis of: *How doctors think. Clinical judgement and the practice of medicine*. Montgomery, K. *Journal of Evaluation in Clinical Practice*, 13, 545—563.

4. https://www.researchgate.net/publication/319112478_Ensenar_un_camino_de_la_evidencia_cientifica_hasta_la_persona

5. Kiecolt—Glaser (2002). *Annual Review Psychology*, 53, pp. 83—107.

6. Lehrer, P. (2006). Anger, stress, dysregulation produces wear and tear of the lung. *Thorax*, 61(10), 833—834.

El «efecto placebo» es un error conceptual no corregido

Los estudiantes de medicina escuchan muchas veces el término «efecto placebo» durante su formación; sin embargo, nunca se ahonda en su explicación. De hecho, muchos médicos confunden el sustantivo «placebo» con el concepto de «respuesta al placebo»; esto se debe a que la educación y la práctica médica eluden el análisis de los aspectos que no encajan cuando se ve al individuo como una máquina biológica (tal como se explicó en la columna del 19 de octubre pasado).

Definición de placebo y de «efecto placebo»

Un placebo —sustantivo— es una sustancia químicamente inerte (por ejemplo, almidón o azúcar, solución salina fisiológica, etcétera, en cantidades pequeñas e inocuas). También existen placebos «impuros» que son sustancias químicamente activas, como algunas vitaminas. Lo que tienen en común los placebos es que **no poseen ningún efecto químico específico** sobre la enfermedad para la que se usan (por ejemplo, la administración de vitaminas para el cáncer en estadios avanzados). Los placebos son indispensables en los estudios en los que se les compara con fármacos nuevos para determinar su eficacia y seguridad. Si un fármaco nuevo supera al placebo (al cual se le confiere el mismo aspecto, sabor, color, etcétera, que al fármaco a prueba), entonces se afirma que el nuevo medicamento es superior al placebo en el tratamiento de determinada enfermedad o en la prevención de ciertas condiciones. Hasta este punto, no hay discusión. El error comienza cuando los beneficios (o efectos adversos) en el grupo que recibió placebos se atribuyen a la sustancia químicamente inerte, afirmando: «Los efectos en el grupo control se debieron a los placebos». Aquí, la biomedicina olvida, muy convenientemente, que se basa en la filosofía del fisicalismo (según la cual, detrás de todo fenómeno en la realidad objetiva existe un sustrato físico).

Desde el fisicalismo, lo inerte no puede producir un efecto; la «nada» no puede producir algo. Pero, ¿entonces qué produce los efectos clínicos y paraclínicos que se observan en los participantes del grupo que recibe placebo?

¿Qué origina los efectos observados en el grupo que recibe placebo?

Debe precisarse que en los estudios de fármacos bien hechos, ni los participantes ni los investigadores en contacto con ellos saben quién recibe el fármaco activo y quién el placebo (conocidos como estudios con doble enmascaramiento o doble ciego). Lo que concluyen los diversos estudios sobre la «farmacología de los placebos» es que los efectos benéficos y dañinos que presentan las personas que reciben placebos se deben **al significado que tiene para ellas el tratamiento que reciben.** Se trata, entonces, de una respuesta psicobiológica a los significados que derivan de esperanzas, fe, confianza, contextos personales, ambientales, culturales y efectos de la relación médico—paciente.

Un antropólogo versado en el tema define la respuesta al significado de la siguiente manera: «Son los efectos psicológicos y fisiológicos del significado en el tratamiento de la enfermedad.» (1). Y para que se entienda que lo psicológico tiene una base física y, en este caso, fisiológica, baste un ejemplo claro: las personas que sufren de la enfermedad de Parkinson, cuando responden a los placebos en un estudio, elevan la sustancia que les falta, la dopamina. Y la elevan precisamente en los núcleos basales del cerebro donde la necesitan (2). Así, hay multitud de ejemplos objetivos de cambios orgánicos.

Las respuestas al significado no se reducen a los fármacos; también ocurren en los procedimientos quirúrgicos, en la automedicación y, en general, en toda relación paciente—terapeuta. Para verificar lo dicho, sugiero leer una revisión sobre el tema (3). Cuando, en su momento, tratemos el tema de emociones y sentimientos en medicina, veremos que los significados ocurren también a nivel subconsciente.

Consecuencias educativas y prácticas de corregir el error conceptual de «efecto del placebo» y asumir «la respuesta a los significados»

A continuación, se enumeran algunas consecuencias:

a. Se puede entender que, cuando se prescribe un fármaco, los resultados finales se deben al efecto científicamente demostrado del mismo, más la suma algebraica de los significados positivos o negativos de los pacientes y de **quien prescribe y la manera como lo hace.**

b. **Se asume que dos médicos que prescriben el mismo fármaco pueden obtener respuestas diferentes. Al prescribir, el médico se prescribe a sí mismo. Los médicos entusiastas y compasivos se asocian con mejores resultados clínicos objetivos y subjetivos de sus pacientes (4).**

c. Se deduce que la personalidad del terapeuta —aquí incluyo la medicina no convencional— influye en los significados que el paciente atribuye. Esta idea fue descrita bajo el concepto de «médico—medicamento» por Michael Balint, el fundador de la ciencia de la medicina general (5). Este es un tema que queda en el tintero.

d. Lo anterior va de la mano con el viejo conocimiento de que lo que hace a un médico excelente no está determinado solamente por sus altos conocimientos teóricos, sino también por sus cualidades de ser ecuánime y compasivo (6).

Término

¿Algún día, las escuelas de medicina y las instituciones de salud mexicanas asumirán que los cuidados de salud —preventivos y asistenciales— obligan a cambios culturales en su interior?

¿Reconocerán que la medicina requiere mucho más que solo técnica, competencias objetivas y programas normativos?

¿Reconocerán que existe un esfuerzo mundial por encontrar formas, modelos educativos, medios y métodos que fortalezcan la compasión equilibrada con ecuanimidad, al menos desde lo que va del siglo XXI?

Es decir, ¿asumirán que debe fortalecerse la investigación en este campo?

En síntesis:

El «efecto placebo» es un error conceptual de larga data en medicina. Los placebos no pueden tener efecto dado que son sustancias químicamente inertes. Lo que ocurre son efectos debidos a los significados —muy diversos— que se producen en la relación médico—paciente y que son originados por creencias culturales, expectativas y situaciones similares. Si creemos que algo es benéfico, es muy probable que tengamos beneficios psicológicos y físicos a partir de ello.

Referencias

1. Moerman, D. E. (2015). Looking at placebos through a cultural lens and finding meaning: Modern perspectives on placebos in society. *The Journal of Mind—Body Regulation*, 2(63—72), DOI: 10.1093/acprof:oso/9780199680702.003.0007.

2. Beauregard, M. (2007). Mind does really matter: Evidence from neuroimaging studies of emotional self—regulation, psychotherapy, and placebo effect. *Progress in Neurobiology*, 81(4), 218—236. https://pubmed.ncbi.nlm.nih.gov/17349730/.

3. Ramírez—Villaseñor, I., & García—Serrano, V. G. (2019). La respuesta al significado (antes respuesta placebo) y la medicina familiar. *Archivos en Medicina Familiar. An International Journal*, 21(2), 61—69.

4. Rakel, D. P., Hoeft, T. J., & Barrett, B. P. (2009). Practitioner empathy and the duration of the common cold. *Family Practice*, 41(7), 494—501.

5. Balint, M. (2000. 2.ª ed. 1963). *The doctor his patient and the illness*. Edinburgh: Churchill Livingstone.

6. Sade, R., & Stroud, M. (1985). Criteria for selection of future physicians. *Annals of Surgery*, 201(2), 225—230.

El «médico—medicamento», la gran ausencia de la Atención Primaria

En mi columna del 9 de octubre (1) describí que «efecto placebo» es un concepto erróneo que se ha mantenido sin corrección en la educación médica, lo que oculta algo difícil de aceptar por la ortodoxia médica: que el médico **está incluido** en el resultado clínico —deseado o no— de cada uno de sus pacientes. Hoy voy a comentar acerca de uno de los conceptos que M. Balint aportó a la medicina alrededor de mil novecientos sesenta, el cual está en estrecha relación con mi columna pasada; me refiero al concepto de «médico general—medicamento».

El contexto del trabajo de Michael y Enid Balint con médicos generales en Inglaterra

Michael Balint era médico general, doctor en química y psicoanalista. En las décadas de mil novecientos cincuenta a mil novecientos setenta, colaboró en Londres con médicos generales del Servicio Nacional de Salud (NHS, por sus siglas en inglés), fundado en mil novecientos cuarenta y ocho. La población inglesa sufría severas secuelas físicas y mentales a consecuencia de los traumas de la Segunda Guerra Mundial (los bombardeos masivos, la separación de los niños evacuados de las ciudades, los miles de muertos y lisiados). ¿Qué podían lograr los médicos generales en la situación de la posguerra? Se sabía poco acerca de cómo trabajaban los médicos generales con sus pacientes para lograr resultados a veces sorprendentes; Balint quiso saber qué podría averiguar escuchando los relatos de los médicos generales (2). Usó una estrategia de investigación semejante al método antropológico del investigador participante: formó grupos de iguales donde se hablaba libremente de las experiencias que cada médico general quería compartir (2).

Los Grupos Balint

Los grupos Balint, integrados por diez o doce médicos generales, comentan casos de pacientes que implicaron emociones intensas para el médico relator. Las narraciones deben ser espontáneas, sin la estructura formal habitual en medicina. El médico expresa sus emociones y sentimientos a través de palabras y tonos que le surgen. Después de terminar la narración, el grupo aporta libremente sus impresiones acerca de lo narrado, centrándose en la relación médico—paciente que cada uno percibe. Hay un estricto compromiso de confidencialidad. En esa época una asistente hacía notas en taquigrafía (no disponían de grabadoras). Balint logró dar continuidad por más de 10 años a sus seminarios y así se pudo saber la evolución que tuvieron un buen número de pacientes y los cambios en la personalidad terapéutica de los médicos generales (2).

El médico general como medicamento

Balint y su esposa Enid (psicóloga) discutían las notas de las sesiones, reflexionaban constantemente sobre los datos, hacían suposiciones, las sometían a prueba y trataban de permanecer neutrales ante el proceso que seguían. Los médicos generales lograban cambios favorables en la salud física y mental de muchos casos; pero no usaban los métodos o técnicas de los psiquiatras o psicoanalistas, y lo hacían en consultas cortas de quince o treinta minutos. Sus éxitos abarcaban un amplio espectro de enfermedades: úlceras crónicas del estómago, asma bronquial, infecciones, alergias, disfunción sexual, «histeria», esterilidad y otras.

La conclusión de los Balint fue que la personalidad del médico general funcionaba como un fármaco útil en diversos problemas de salud, y la metáfora del fármaco resultó explicativa: «El medicamento más frecuentemente indicado en la medicina general es el médico mismo» (3).

Pero, y aquí reside la esencia de sus conclusiones: el médico tenía la tarea profesional de conocerse a sí mismo para poder dosificarse con el ritmo y la medida necesarios para cada uno de sus pacientes. Siguiendo la metáfora farmacológica, el médico debía aprender cuándo dosificarse en pequeñas dosis y a quién en dosis altas; cuáles eran sus efectos adversos, quiénes eran hipersensibles a su efecto y quiénes no lo toleraban. Debía saber en qué pacientes podía tener efecto tóxico y, por ende, debería limitar su intervención.

La investigación de los Balint dejó muy claro que la medicina general requería una formación especial, una en la que se le dotara de los recursos basales para proseguir con la tarea de por vida de profundizar en su autoconocimiento (3). De esta manera, se podría evitar causar daño a sus pacientes y, así, no formar relaciones mutuamente dañinas (por ejemplo, incurrir en relaciones sexualmente abusivas con ellos).

Es oportuno señalar que el médico general interviene tanto en el cuerpo como en la mente de sus pacientes y sus familias, y mantiene una relación a lo largo del tiempo al atender problemas de salud física o psicológica de cualquier miembro de la familia.

¿Basta escuchar a las personas sin procesar los significados explícitos e implícitos de lo que dicen, así como la forma y el momento en que lo hacen?

El concepto «médico—medicamento» obliga a considerar un proceso de autoconstrucción sistemática, ayudada por la reflexión individual y colectiva que permite escuchar a los pacientes con una actitud terapéutica. Esto deja fuera la creencia de que «basta escuchar a los pacientes para que se alivien»; si así fuera, no sería necesaria la formación de psicólogos y psiquiatras.

Se requiere escuchar objetiva y subjetivamente, procesar acertadamente y devolver al paciente, en el momento y la forma adecuados, los elementos reflexivos —no «las soluciones»— para que remodele sus significados de manera saludable (4). ¿Basta para lograr lo anterior considerarse a sí mismo «soy empático desde niño»? Mi opinión es que, así como se debe entrenar al psiquiatra, al psicólogo o al cirujano en sus respectivas habilidades, capacidades, riesgos específicos, y así sucesivamente, de igual manera debería suceder con el médico general. Sin negar que hay personas con perfiles más adecuados que otras para esta labor profesional.

Conclusión

Las aportaciones de los Balint para formar médicos—medicamento no se han incorporado todavía a las escuelas mexicanas. Por fortuna, a partir de agosto de dos mil veinticuatro y gracias al ITESO y al CONAHCYT se puso a prueba el método RAVI—Jal para la enseñanza de la ecuanimidad compasiva. Este desarrollo incorpora las aportaciones de los Balint y abre una línea de investigación educativa prometedora que ha recibido ochenta y nueve visitas en tres meses desde cinco países del continente americano, incluyendo Estados Unidos (5).

> «Médico—medicamento» es una metáfora de Michael Balint para describir que en la medicina general y familiar la personalidad misma del médico es el principal elemento terapéutico que se puede ofrecer al paciente. Pero, para desarrollar esa capacidad curativa, el médico debe formarse sistemática y rigurosamente para «dosificarse» de manera adecuada a cada paciente que atiende.

Notas y referencias

1. https://quierotv.mx/2024/11/09/el—efecto—placebo—es—un—error—conceptual—no—corregido
2. Balint, M. (1969). *The structure of the training—cum—research—seminars. Its implications for medicine. Journal of Royal College of General Practitioners*, 17, 201—211.
3. Balint, M. (2000. Reimpreso 2a. Ed. 1963). *The doctor his patient and the illness*. Edinburgh: Churchill Livingstone.
4. Adler, H. M. (2000). *The sociophysiology of caring in the doctor—patient relationship.* Journal of General Internal Medicine, 17, 883—890.
5. https://rei.iteso.mx/items/301b47d3—fa1a—4667—92e2—1203f04cbe7

El Informe Flexner originó un siglo sin formación de médicos generales

¿De verdad hace ciento catorce años que las escuelas de medicina dejaron de formar médicos generales?

En mi columna del dieciséis de octubre (1) expliqué el concepto de «médico—medicamento» y cómo surgió a partir de la investigación con médicos generales entre 1950–1960. ¿Cómo puedo afirmar que no se forman médicos generales desde 1910? Se expiden títulos universitarios de «Médico cirujano y partero», pero el médico general se forma de manera autodidacta.

El informe Flexner de 1910 dejó fuera de las escuelas médicas de Estados Unidos a los médicos generales

A principios del siglo XX, tres personajes de la aristocracia de Norteamérica —William Gates, primer decano de la Escuela de Medicina de la Universidad Johns Hopkins; el famoso médico canadiense William Osler; y Frederick Gates, consejero del riquísimo John D. Rockefeller— fueron el motor visible del cambio. Al grupo fue invitado Abraham Flexner, un experto en educación, pero que jamás había estado en una escuela de medicina antes de acometer la misión de evaluar las escuelas médicas de Estados Unidos. Contó con el apoyo ilimitado de las fundaciones Rockefeller y Carnegie.

Los criterios de calidad fueron los del modelo de la Escuela de Medicina Johns Hopkins, que ya emulaba a la escuela predominante en Alemania (2). Los criterios fueron: La medicina debía ser enseñada por investigadores de laboratorio en las ciencias surgidas en la segunda mitad del siglo XIX: microbiología, farmacología, fisiología, patología, biología, anatomía e histología, química y bioquímica. Los laboratorios debían ser modernos y bien equipados. Los estudiantes estudiaban dos años en los laboratorios sin ver pacientes. Profesores y estudiantes debían producir nuevos conocimientos a partir de las ciencias descritas y aplicarlos en la clínica. La enseñanza se centró solamente en el lado biológico de la medicina (biomedicina); dejó de lado la relación médico—paciente y su contexto, que ya expliqué en una entrega anterior (3). No se incluyeron los descubrimientos de los procesos psicológicos inconscientes, ni los experimentos que demostraban que el sistema inmunitario puede ser condicionado (4), como Pávlov condicionaba al animal completo.

El Informe Flexner llevó a la clausura de la mitad de las escuelas de medicina de Estados Unidos. Los médicos generales quedaron fuera de la educación desde entonces. Ya nadie enseñó cómo manejar los síntomas prodrómicos que duran horas o días sin poder identificar una enfermedad específica.

Se olvidó que escuchar con atención plena es tan importante como explorar el cuerpo; se despreciaron los remedios populares y se privilegiaron las formulaciones de la industria.

Los partos dejaron de ocurrir en los hogares y, asimismo, la muerte en la edad avanzada o por enfermedad incurable migró a los hospitales.

Los egresados de la escuela de medicina tenían dos opciones: hacer una especialidad médica o aprender por su cuenta a practicar la medicina de primer contacto, que quedó relegada a la marginalidad.

Las especialidades y subespecialidades crecieron rápidamente; con ello, se produjo la elevación de costos, la despersonalización de los cuidados y la fragmentación, con la consiguiente distribución anónima de fallas en la atención médica («La confabulación del anonimato»).

William Osler advirtió que las prioridades del Informe Flexner eran incorrectas

Debe reconocérsele a Osler haber advertido que la educación flexneriana olvidaba que la función central de la medicina era buscar el bienestar del paciente y fomentar la formación sensible y humanista de los estudiantes.

La ciencia debería estar en segundo lugar, no en primero.

En el modelo de Flexner, los pacientes ahora servían a los propósitos de los profesores universitarios y a su visión de «ciencia».

El estudio de las emociones, los sentimientos, la empatía, la compasión y el alivio del sufrimiento no tuvieron cabida en el modelo biologicista de Flexner; con lo cual, se comprenden las «emociones atrofiadas» del médico y sus dificultades para comprender a los pacientes como organismos vivos autogenerativos y en contextos dinámicos.

Profesores de tiempo completo con grandes sueldos

Para asegurar el éxito del modelo flexneriano, se crearon empleos universitarios de tiempo completo dedicados a la investigación en el laboratorio, sin atender a pacientes.

Así se sembró el germen de lo que en sociología médica se conoce como «estamento académico».

Un estrato de profesores con conocimiento profundo pero estrecho que impone modelos de todo tipo al «estamento normativo» (los médicos con carrera gerencial en los sistemas de salud).

El segmento normativo, a su vez, impone sistemas organizacionales sobre el «estamento operativo» (5); este último se ve abrumado por la imposición de normas, guías de práctica e instrumentos de todo tipo que, si bien sirven para la investigación, se pretenden aplicar en la práctica real.

En este modelo educativo—asistencial, generado hace ciento catorce años, quedan fuera los deseos, ideas, necesidades y demás subjetividades de los pacientes y del estamento operativo.

Esto explica, en parte, por qué la filosofía y el método de la medicina centrada en la persona no son bien recibidos en la academia y por el estamento normativo.

El modelo flexneriano hizo crisis después de la Segunda Guerra Mundial

En mil novecientos cincuenta, quedó claro que era necesario, de nuevo, un médico general de nuevo tipo, que fuera capaz de coordinar la atención de la creciente enfermedad crónica (diabetes, cardiopatías, artropatías, epilepsia, obesidad, ansiedad, depresión, etcétera).

Además, que fuera capaz de manejar problemas agudos de todo tipo y de discernir cuándo es necesario el manejo de los casos en el hospital.

En lugar de modificar el programa flexneriano del pregrado para formar al nuevo médico general, decidieron formarlo en un posgrado, como se hace con otras especialidades (6).

Se discutió intensamente qué nombre ponerle al «nuevo especialista», en lugar de asegurar que fuera tan resolutivo como el antiguo médico del barrio o el pueblo.

Aquel que resolvía infinidad de «pequeños problemas»: colocaba una sonda urinaria a domicilio cuando el paciente no podía orinar; administraba «sueros» intravenosos y trataba tifoideas, neumonías, abscesos hepáticos amebianos o convalecientes debilitados; atendía partos; y aplicaba férulas para tratar fracturas no desplazadas.

Proveía los anticonceptivos adecuados y dialogaba con el marido que dudaba sobre qué era lo mejor para su esposa, sus hijos y su familia.

El mismo que aplicaba las vacunas contra la viruela, la tuberculosis, la tos ferina, el tétanos, etcétera.

Aquel al que se le contaban los mayores secretos porque se confiaba en su estricto «secreto profesional».

No; la preocupación del estrato normativo era que el nuevo médico general que renacía en los años setenta fuera un portero eficiente a la entrada del sistema de salud.

El estrato académico en Estados Unidos despreció el proyecto de formar, de nuevo, médicos generales (6).

—«Mira, Ismael, el Seguro Social no necesita genios; necesita gente que saque la chamba» —me dijo secamente, en mil novecientos noventa y siete, un cardiólogo, director del Centro de Formación de Profesores del IMSS en Jalisco.

Estaba hablando el «estamento normativo» al inquieto profesor de residentes de medicina familiar que ponía a prueba un método educativo destinado a elevar la autosuficiencia en información biomédica para sus estudiantes de posgrado.

Conclusión

El modelo flexneriano diseñó una educación médica a partir de la investigación de laboratorio que logró grandes éxitos (un ejemplo es que, en dos mil veinticuatro, el Nobel se otorgó a los descubridores del ácido ribonucleico citoplásmico pequeño (ARNcp), que revolucionó la producción de vacunas).

No obstante, dejó fuera el estudio de la relación médico—paciente y su impacto en la salud, así como la formación de médicos generales.

En mil novecientos setenta, al renacer la medicina general, se hizo sin sus bases científicas (un ejemplo: el médico—medicamento que expliqué antes) (1).

Además, el nuevo médico general es educado predominantemente en el hospital y por los especialistas de este, es decir, en el lugar y por los tutores que atienden alrededor del 5 % de los problemas que tendrá que atender en su práctica.

En ese ambiente, no le enseñan el método clínico centrado en la persona ni a asumir su proceso de autoconocimiento ni a desarrollar ecuanimidad compasiva.

Por eso sostengo que el médico general tiene que formarse a sí mismo a través del ensayo y error, lo cual es lamentable dado lo mucho que ahora conocemos para formarlo metódicamente.

Abraham Flexner no sabía de medicina; era un educador.

Su famoso informe provocó el cierre de muchas escuelas de medicina y dejó fuera a los clínicos generalistas.

Desde entonces, la educación médica en el mundo adoptó la enseñanza de las ciencias básicas de laboratorio, así como de especialidades y subespecialidades médicas.

El foco educativo está en las enfermedades, especialmente en su estudio en los hospitales.

Quedó fuera lo relacionado con la labor del médico que atiende los problemas cuando apenas empiezan, cuando están indefinidos, y la enorme sutileza del seguimiento a largo plazo de problemas crónicos, ya sean físicos o mentales.

Los médicos recién egresados que ejercen la medicina general entran en un espacio desconocido y con un conocimiento fragmentado, aprendido de especialistas del hospital.

Notas y referencias

1. https://quierotv.mx/2024/11/16/el—medico—medicamento—la—gran—ausencia—de—la—atencion—primaria

2. Duffy, P. T. (2011). The Flexner Report— 100 years later. *Yale Journal of Biology and Medicine,* 84(3), 269—276. https://pmc.ncbi.nlm.nih.gov/articles/PMC3178858/.

3. https://quierotv.mx/2024/11/02/la—persona—y—su—contexto—en—medicina

4. Bayés, R., & Borrás, F. X. (1993). Aportaciones de la psicología experimental al análisis del efecto placebo. *Revista Latinoamericana de Psicología,* 25(3), 345—363.

5. Friedson, E. (1984). The changing nature of professional control. *Annual Review of Sociology,* 10, 1—20.

6. https://iris.paho.org/bitstream/handle/10665.2/25518/CE92_17.pdf?sequence=1

Emociones y sentimientos no existen en la educación médica

Como escribí antes, el informe Flexner se decantó por una formación médica centrada solo en el aspecto biológico y olvidó por completo el estudio de la relación médico—paciente (1).

Además, ignoró los trabajos de los Balint con médicos generales entre mil novecientos cincuenta y mil novecientos setenta.

En la columna de hoy, abordo las explicaciones científicas sobre las emociones y los sentimientos, que aún permanecen ajenas a la educación médica. Pues, sin un conocimiento científico adecuado de estas, resulta imposible cimentar la formación médica sobre una base racional y metódica que promueva la empatía y la compasión.

Las emociones y sentimientos son formas tácitas de conocimiento

Leyó usted bien: las emociones son mucho más que crisis de llanto y odio mostradas en las telenovelas. Se acumulan de dos maneras: a) por la evolución filogenética humana (la estirpe de la cual procedemos) y b) por la experiencia personal que cada individuo adquiere en su desarrollo (2).

Para contextualizar, el conocimiento tácito es aquello que poseemos, pero para lo cual nos faltan las palabras adecuadas para expresar lo que sabemos. Es un conocimiento que aflora automáticamente cuando lo necesitamos; a menudo, ni siquiera somos conscientes de su presencia, surge sin esfuerzo de nuestra parte. Por ejemplo, al conducir un automóvil, no pensamos previamente qué movimiento exacto realizaremos, simplemente lo hacemos.

El conocimiento tácito se adquiere mediante la práctica reiterada de ciertas maniobras, como manejar un automóvil o una máquina, o puede ser heredado por la especie (por ejemplo, cerrar los ojos cuando algo nos va a golpear la cara). El conocimiento analítico, por su parte, es el que universalmente recibe la connotación de aprendizaje escolar formal y requiere de gran esfuerzo cuando se trata de algo nuevo que debe comprenderse (3).

Es necesario dejar claro que el conocimiento humano es un continuo, con un extremo tácito en un lado y, en el otro, su vertiente analítica. Ambas formas de conocimiento conviven y se enriquecen con la reflexión y el intercambio con otros seres.

Por tanto, las emociones y los sentimientos nos acompañan día y noche, dormidos o despiertos, todos los días de nuestra vida. El neurocientífico Antonio Damasio afirma que, mientras estemos vivos, las emociones y los sentimientos son indispensables para la adecuada toma de decisiones.

En resumen, experimentamos emociones de manera constante: algunas heredadas por la especie y otras adquiridas a través de las experiencias de nuestra vida. Su función es incrementar las posibilidades de supervivencia. Si los bebés no fueran capaces de llorar, sus riesgos de morir por abandono se elevarían. Estamos equipados para detectar la ausencia de adultos y contamos con un sistema comunicacional para pedir ayuda. Surge la alarma porque la naturaleza conoce el riesgo vital que el abandono representa para los bebés.

¿Qué función tienen las emociones y los sentimientos? ¿Cómo funcionan?

Su función es mantener la vida en medio de los incesantes cambios del entorno (desde cruzar la calle hasta comprar una casa). Las emociones y los sentimientos funcionan como puentes que comunican la conciencia con los niveles inconscientes de nuestro ser.

En la figura se aprecia que las emociones son una suerte de mensajes provenientes de la subjetividad profunda (la mente no consciente) que se genera por sí misma. Pero la influencia entre la conciencia, las emociones, los sentimientos y los procesos inconscientes es multidireccional y con efectos mutuos.

Existe un incesante ir y venir de información, de la cual las emociones y los sentimientos son tenues imágenes de un continuo intercambio, en su gran mayoría no consciente, como se ilustra en la figura.

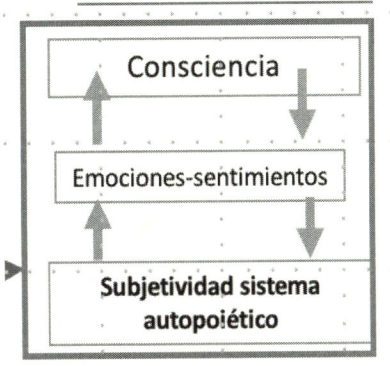

Ejemplo de una emoción profunda, su interpretación como sentimiento y su valor social comunicativo

Los humanos vivimos en un mundo emocional constante en el que solo podemos influir conscientemente de manera limitada.

Utilizaré un ejemplo ampliamente demostrado en la fisiología médica, pero que se enseña desconectado de su papel social.

El control de la glucosa (una forma de azúcar) en la sangre (glucemia).

Mantener los niveles de glucemia en un rango adecuado resulta vital. Si la glucosa baja demasiado, el cerebro puede sufrir daño. El cerebro es el único órgano del cuerpo que no requiere de insulina para introducir la glucosa en las neuronas y que estas la aprovechen. Pero, si dejamos de comer por unas seis horas o más, la glucemia comienza a bajar. Ciertas áreas especializadas del cerebro detectan este descenso y activan diversos mecanismos encaminados a elevar los niveles de glucosa sin que la conciencia lo perciba.

Lo que deseo ilustrar es la existencia de una emoción inconsciente, aprendida hace millones de años, que se acompaña de sensaciones corporales vagas, imprecisas, o de una inquietud psicológica. Esto dependerá de cada persona. Si el ayuno persiste, empezamos a identificar una sensación creciente en la «boca del estómago»; si estamos dormidos, nos despertamos y pensamos: «Siento hambre». En ese momento, cuando la vaga sensación corporal se ha hecho franca, podemos nombrar lo que captamos en nuestro cuerpo y resumir en una palabra lo que sentimos: tenemos el **sentimiento de hambre**.

Para Damasio, los sentimientos son emociones que han llegado a la conciencia; los procesamos y podemos darles un nombre (2). Así, el control de una molécula fundamental para la vida, la glucosa, se mantuvo fuera de la conciencia por un tiempo y se equilibró utilizando reservas de glucógeno del hígado. Pero llega el momento en que el organismo, como un todo, nos impulsa a buscar alimento. Si fuera imposible alimentarse, la glucosa se obtendría desintegrando proteínas estructurales de los músculos del cuerpo, lo que ya implica un nivel de deterioro. Cuando el hambre es crónico, la persona no crecerá si es niño, y si es adulto, tendrá daño en diversos órganos, como los riñones. Todo esto lo sabe el organismo por los millones de años de evolución y tratará de evitarlo comunicando su necesidad vital —saciar su hambre— a otros humanos.

Entramos en el nivel de la comunicación social de emociones y sentimientos.

Los humanos estamos equipados para percibir el hambre en el rostro y cuerpo de otros humanos y animales; aunque no digan una palabra, el hambre crónica resulta patente para el ser humano con percepciones normales. Así como distinguimos rostros molestos, felices, preocupados, etcétera, basta una fotografía del rostro de alguien que no ha comido por días para darnos cuenta de que algo grave le ocurre.

Las emociones y los sentimientos tienen funciones sociales: son medios de intercambio y actos de comunicación (5). Las emociones heredadas por la especie son moduladas —en cuanto a su expresión— desde que nacemos: primero por los cuidadores principales, luego por el contexto social amplio (amigos, escuela, sistema cultural).

Visto así, resulta lógico, racional e indispensable educar a los médicos en la bondad y la compasión, equilibradas con ecuanimidad. A eso me he dedicado desde dos mil quince: a desarrollar un método con sustento filosófico y científico, en el sentido de contar con pruebas experimentales (5).

Nota aclaratoria:

Las emociones y los sentimientos son formas de conocimiento que provienen de las experiencias previas de la vida y del desarrollo filogenético de la especie humana. Son de orden tácito (sabemos que las sentimos, pero no podemos explicarlas del todo con palabras). Son un puente entre el sistema mental subjetivo y profundo y nuestro nivel consciente. Gran parte de la comunicación médico—paciente consiste en el intercambio no consciente de emociones y sentimientos. Por parte del médico, el proceso es educable a pesar de su alto nivel de subjetividad.

Referencias

1. https://quierotv.mx/2024/11/16/el—medico—medicamento—la—gran—ausencia—de—la—atencion—primaria
2. Damasio, A. R. (1994). Emotions and feelings. En A. R. Damasio, *Descartes' Error. Emotion, reason, and the human brain*. (pp. 127—164).
3. Ciompi, L. (2007). Sentimientos, afectos y lógica afectiva. Su lugar en nuestra comprensión del otro y del mundo. *Revista de La Asociación Española de Neuropsiquiatria*, 27(100), 425—443.
4. Scheer, M. (2012). Are emotions a kind of practice (and is that what makes them have a history)? A Bourdieuian approach to understanding emotion. *History and Theory*, 51(1), 93—220.
5. https://rei.iteso.mx/items/301b47d3—fa1a—4667—92e2—1203f04c9be7

Emociones aprendidas en el curso de nuestra vida y la relación médico—paciente

En el capítulo previo, escribí que las emociones son formas de conocimiento tácito acumulado por la especie humana y por la experiencia individual, que aprendemos desde el nacimiento y hasta la muerte. La columna de hoy ofrece una explicación general de las emociones y sentimientos que acumulamos en el transcurso de nuestra vida.

El contexto donde nacemos y nos desarrollamos

Es muy sólida la idea de que los humanos nacemos con un equipamiento genético—estructural y que el resto lo aprendemos al interactuar con nuestro contexto cultural, comenzando por el de nuestra familia (1). Aprendemos a razonar como humanos a través del contacto con otros humanos. Por ejemplo, en el lenguaje, aprendemos el que escuchamos mediante la observación atenta y continua de lo que hacen y expresan nuestros cuidadores. Las primeras palabras que pronunciamos están en íntima relación con la importancia de las personas que nos garantizan la supervivencia. Este aprendizaje emocional es tácito (no percibimos la forma en que lo adquirimos ni cómo surge en nuestra mente). La calidad de nuestro aprendizaje (tácito y explícito) está directamente relacionada con la precisión y amplitud del lenguaje de nuestros cuidadores. Cada significado de la palabra que aprendemos está ligado a emociones, y así sucede el resto de nuestra vida, incluyendo el aprendizaje escolarizado. Mientras más intensa sea la emoción, más intenso será el aprendizaje explícito—analítico que incorporamos. Si cuando decimos por primera vez «Mamá» o «Papá» (o simplemente «ma» o «pa») la respuesta del contexto es de indiferencia, el aprendizaje queda desligado de la emoción del placer de aprender, de conectar y de agradar a nuestros cuidadores principales. En consecuencia, podría generar en el bebé un sentimiento de no ser aceptado o de no ser grato para los cuidadores. Es claro que la respuesta afectiva de los padres o cuidadores le da al bebé una imagen del mundo; sin embargo, esto no es absoluto, cada vida es una trayectoria con destino incierto y con momentos y coyunturas en las que puede cambiar de dirección, hacia mejor o hacia peor (2).

El sentimiento de fondo en nuestras vidas

Retomo ahora el ejemplo de las emociones de «hambre» que describí la semana pasada para explicar cómo puede darse un cierto tono afectivo de fondo que suele caracterizar a cada individuo, y que Damasio denomina «sentimiento de fondo» (3). Un bebé que tiene que llorar intensamente y de manera repetida para ser alimentado durante los primeros meses de vida pone en marcha mecanismos de respuesta a los factores estresantes que amenazan la vida, y desarrollará la experiencia (no consciente) de que el mundo (los cuidadores, en esta etapa) no es confiable. Al mismo tiempo, sus sistemas neurológico, psicológico, endocrinológico e inmunitario (o, en adelante, el sistema *psiconeuroinmunoendocrinológico*) mantienen un nivel de homeostasis elevado en comparación con un bebé que recibe su alimento de manera suficiente y oportuna. Para el niño crónicamente estresado, el mundo representa desconfianza y lucha, lo que altera su homeostasis (equilibrio normal) y lo lleva a la *alostasis* (equilibrio no normal).

Para el bebé del ejemplo, con alimento seguro y suficiente, el mundo significa algo con lo que puede interactuar con confianza; su sentimiento de fondo incluye la confianza. Antonio Damasio plantea que exploramos el sentimiento de fondo al preguntar a otros: «¿Cómo te sientes?». Es como pedir una evaluación del estado general. Las respuestas son del estilo de: «me siento bien», «regular», «¡me siento muy mal!». Es una pregunta diferente de «¿Cómo estás?», a la que se puede contestar amablemente sin decir nada acerca del estado corporal. El sentimiento de fondo está muy ligado a la personalidad que caracteriza a los individuos adultos (3).

Soy un individuo y existen los otros

Lo que acabo de describir ayuda a comprender el impacto emocional que tendrá en la edad adulta el maltrato, el abandono, el rechazo, la reprobación y el desprecio de los padres hacia sus hijos pequeños —todas estas formas de abuso. Incluso la separación por hospitalización del niño o de los cuidadores deja huellas emocionales y recuerdos inconscientes. Alrededor de los dieciocho meses, el bebé descubre que es un ser individual y que existen *los otros* (los no yo) (4); por tanto, el mundo es visto como algo separado de uno. Adicionalmente, alrededor de los cuatro años, los niños comprenden que tienen una mente, pueden hacer planes, dar respuestas conscientes y saben que «los otros» también tienen una mente como la suya (5). A partir de este cambio, las experiencias de la vida van dejando marcas emocionales más claras. De los cuatro años en adelante, el niño puede expresar algunos sentimientos si los adultos los ayudan a darle nombre a una emoción intensa que los domina (6). Sabemos que poder nombrar una cosa o fenómeno ayuda a comunicarla y a comprenderla. Sin embargo, no siempre es posible ponerles nombre a las emociones complejas. Lo que quiero destacar es que después de los cuatro años, el procesamiento emocional alcanza otro nivel.

El marcador somático (corporal)

Las emociones intensas durante el desarrollo dejan una marca en nuestra unidad cuerpo—mente y, por ello, ciertos contextos —un lugar, un olor, una voz, un sabor, una canción, un rostro o una figura, etcétera— despiertan sensaciones súbitas: una respuesta somática (soma significa cuerpo). Puede ser muy diferente en cada individuo: la sensación de que el corazón se «vuelca», manos frías, dolor abdominal, ganas de defecar, mareo, parálisis, dolor en el cuello, suspensión de la respiración. En este caso, es un marcador somático aversivo que nos impulsa a retirarnos del contexto, a evadirlo, a evitarlo (3). Si nos guiamos solo por la emoción, seríamos seres automáticos con muchos problemas sociales; los marcadores somáticos hacen una primera selección (atractiva o repulsiva), pero es nuestro conocimiento analítico el que tomará la mejor decisión. Es como si nos preguntáramos: «¿Me siento profundamente atraído por esta situación, pero es adecuado en este momento para mí seguir ciegamente ese impulso?». Damasio cita a Tolstói acerca de que existe una mayor gama de sentimientos no armoniosos que el lado positivo de la felicidad; abundan el disgusto, el miedo, la rabia, la tristeza, la vergüenza, la culpa y el desprecio (3).

Reprimir para sobrevivir

Cuando la vida de las personas ha sido muy desafortunada y el contexto de su desarrollo los ha expuesto a amenazas severas a su supervivencia desde la niñez, su organismo reprime la conciencia de su pasado, aunque esto suponga un gran gasto de su energía vital. Ocurre entonces una disociación entre lo que la conciencia recuerda como historia de vida, los procesos inconscientes y las sensaciones corporales. Ante los factores estresantes de la vida, los marcadores somáticos siguen desempeñando su papel como calificadores de los contextos; el cuerpo sigue llevando la cuenta, pero la conciencia no logra percibirlos.

Parece que la mente profunda comunica mensajes opuestos: a la conciencia le dice que todo está bien, pero al cuerpo le advierte que está en peligro y este responde físicamente.

Esta compleja situación ocurre en casos graves de «somatización». Prefiero denominarlo sufrimiento expresado somáticamente, porque «somatizar» implica atribuir a la persona voluntariedad en su padecimiento.

Frecuentemente, la medicina se aleja de su misión de servir con compasión por medio de la ciencia y culpa al paciente de su sufrimiento (7).

En suma, las emociones y los sentimientos son formas de conocimiento, no son un lujo; provienen de la evolución de las especies y de la experiencia vital de cada persona. Muchas de las emociones son inconscientes, representan mensajes sutiles desde las profundidades de la unidad mente—cuerpo. Expresan nuestros estados corporales y mentales en un lenguaje cifrado; los percibimos intensamente en situaciones de estrés grave o enfermedad manifiesta en los órganos. La represión intensa de las emociones tiene un objetivo protector en la infancia y adolescencia, pero causa disfunción social posterior (la llamada neurosis es un ejemplo).

Mi campo de trabajo es la educación afectiva de los médicos en el ámbito de la relación médico—paciente. Su objetivo específico es generar ecuanimidad compasiva para que sirvan a las personas y, a la vez, se protejan del desgaste emocional y de la fatiga compasiva.

Nuestras emociones son moldeadas por el grupo familiar donde crecemos. Así vamos formando un **sentimiento de fondo**, que se compagina con la función de nuestros sistemas vitales (nervioso, endocrino, inmunológico, cardiovascular, etcétera). La **alostasis**, es un nivel de función diferente al normal (**homeostasis**) e implica un mayor desgaste biológico. El **marcador somático**, es una emoción sentida en una parte específica del cuerpo que nos recuerda algún momento crítico de nuestra historia vital. Cuando un contexto actual se asemeja a experiencias pasadas, el marcador somático nos avisa con impulsos repulsivos o, por el contrario, atractivos. Desarrollar conciencia de nuestros **marcadores somáticos** contribuye significativamente a la toma racional de decisiones.

Referencias

1. Fleer, M., González—Rey, F., & Veresov, N. (2017). *Perezhivanie, emotions and subjectivity. Advancing Vygotsky's Legacy.* (vol. 1). (E. Kravtsov, ed.) Singapur: Springer.

2. Maughan B., McCarthy, G. (1997). Childhood adversities and psychosocial disorders. *British Medical Bulletin,* 53(1):156—169.

3. Damasio, A. (2015). *El error de Descartes. Emoción, la razón y el cerebro humano.* México: Planeta.

4. «La prueba del espejo y autorreconocimiento del niño». https://www.youtube.com/watch?v=M2I0kwSua44

5. Martínez, M. (2011). Intersubjetividad y Teoría de la mente. *Psicología del Desarrollo,* I(II), 9—28.

6. Medina, J. (2010). *Los principios del cerebro en los niños.* Bogotá: Norma.

7. Dreher, H. *Mind—body Unit: a new vision for mind—body science and medicine.* (1.ª ed.). Baltimore, Maryland, Estados Unidos: The Johns Hopkins University Press; 2003.

El presentimiento en medicina

Al terminar mi carrera en 1979 y, posteriormente, al concluir la especialidad de medicina familiar en 1983, no tuve ninguna asignatura acerca del aspecto subjetivo de la relación médico—paciente. De hecho, nada sobre el aspecto subjetivo de la medicina. La palabra «subjetivo» es vista todavía por muchos médicos, incluidos los egresados de la especialidad de medicina familiar, como algo de poco valor, incluso con un significado peyorativo. Por ello, el tema de hoy resulta particularmente importante.

¿Existe el presentimiento en la medicina clínica?

Sí, hay pruebas sólidas de que los médicos con experiencia cualificada desarrollan un sentido interno que les confiere un valor pronóstico en los casos de los pacientes que atienden. En inglés esto es conocido como *gut feelings* (1). En español mexicano recibe el nombre de «presentimiento clínico» (2). Se trata de la acumulación de conocimiento tácito (que quien lo posee no puede explicar con palabras), resultado de la experiencia de observar pacientes desde el inicio hasta el desenlace de sus cuadros clínicos. Es un tipo de conocimiento similar al de las emociones adquiridas a lo largo de la vida, las cuales dejan un marcador somático, como expliqué en la columna de la semana pasada (3).

Existen dos tipos de presentimiento: el del «sentido de alarma» y el del «sentido de seguridad». El «sentido de alarma» se percibe como una sensación corporal en el médico (frecuentemente en el abdomen y el pecho), al tiempo que aflora en la mente el pensamiento «algo no está bien». Con el «sentido de seguridad» no se experimenta una sensación corporal, sino que solo se percibe el pensamiento de «todo está bien» (1). En suma, el presentimiento clínico cumple la función de clasificar rápidamente, y de manera tácita, cada caso que se atiende en dos categorías: «todo está bien» o «algo no está bien con este paciente» (1).

Historia de la aceptación científica del presentimiento clínico

Las enfermeras de cuidados intensivos empezaron a informar en 1983 que presentían que algo grave iba a pasar con alguno de sus pacientes antes de que los monitores a los que estaban conectados encendieran su alarma. En 2009, Eric Stolper descubrió el fenómeno en médicos generales en Holanda, y en 2010 se confirmó en médicos generales de dieciséis países. Si hoy se «googlea» «Stolper + *gut feelings* + ISSN», se pueden obtener numerosas publicaciones científicas sobre el tema.

¿Todos los médicos desarrollan su presentimiento clínico?

Lamentablemente, no, porque su desarrollo no es sencillo, sobre todo si se desconoce el concepto y la formación no se orienta expresamente a su cultivo. Sus requerimientos son al menos los cuatro siguientes:

A. Prestar plena atención a cada caso que se atiende, sin distracciones. B. Acumular una experiencia de al menos cinco años atendiendo pacientes desde el principio hasta el final de sus cuadros clínicos (por ejemplo, un dolor abdominal desde las primeras horas hasta su diagnóstico definitivo días o semanas después). C. Ser una persona ecuánime y capaz de percibir sus emociones corporales y sentimientos; existen personas que no las perciben, ni las de los demás, lo que se denomina alexitimia

(4). D. Contar con una base teórica amplia, fundamentada en la comprensión y no en la memorización, en las diversas ciencias médicas.

Los puntos A y B se explican por sí mismos. El punto C, ser ecuánime y sensible a las propias emociones, no se enseña actualmente en la educación médica y constituye mi campo de investigación, como he mencionado antes (5).

A continuación, se presenta un ejemplo del punto D, en el cual la comprensión de la teoría confiere al médico la seguridad de que «todo está bien con este paciente»; en el caso particular, el médico pensó: «Sé cómo resolverlo bien».

Un cocinero se traga sin masticar un cubo de carne y se le atora

Un hombre de veintidós años es llevado a urgencias por sus compañeros de trabajo. Presenta un intenso dolor detrás del esternón (hueso plano del pecho); lo vieron tragarse un trozo grande de carne para evitar que su supervisor lo descubriera comiendo.

El médico a cargo ya tiene el diagnóstico (obstrucción esofágica) e indica al paciente que se siente en una silla mientras le asegura que estará bien en unos minutos. Le pide que mastique una perla de nitroglicerina que el médico ha perforado con una aguja. No debe deglutirla, solo aplastarla con las muelas. En tres minutos, el paciente siente que el bolo atorado desciende al estómago. Se le indica que no debe levantarse durante los siguientes veinte minutos.

El paciente y sus acompañantes sonríen con alivio.

El médico tratante integró los conocimientos esenciales para el caso: la anatomía y estructura histológica del esófago, su fisiología, la farmacología de los relajantes de músculo liso y los síntomas aprendidos en la clínica médica. Así, de forma tácita, comprendió que se trataba de un espasmo del músculo liso esofágico y que podía relajarlo con nitroglicerina, un nitrato de acción rápida que, disuelto en la boca, no requiere deglución para alcanzar la circulación general y, posteriormente, su sitio de acción. Esta comprensión de las relaciones verdaderas inherentes al caso, sumada a la experiencia de diez años con nitroglicerina en el servicio de urgencias, le confirió la certeza: «Sé cómo resolverlo».

¿Qué puede deducirse de lo expuesto en la columna de hoy?

Pacientes, educadores, clínicos y médicos en formación verán lo expuesto con diferentes perspectivas. Este columnista busca resaltar los impactos educativos que el concepto de presentimiento clínico puede tener en la formación de los médicos generales que México requiere. La educación médica debe orientarse siempre hacia la **comprensión**, entendida como la vinculación genuina entre los conceptos de ciencias básicas y los casos reales de la Atención Primaria. Desgraciadamente, se opta por la memorización de las Guías de Práctica Clínica (tema que retomaré en futuras columnas). Actualmente, se expone al médico en formación, desde los primeros semestres, a casos complejos y especializados del tercer nivel de atención, que representan apenas el 1 % de los que un médico general encontrará en su práctica. Tampoco se le educa en el seguimiento de casos desde su inicio más temprano hasta su desenlace final. Peor aún, escasean los textos y las investigaciones sobre el curso de los síntomas prodrómicos y su desenlace. Solo importan al sistema educativo y asistencial los casos que alcanzan el segundo y tercer nivel de atención. También, lamentablemente, se omite la historia de vida de los pacientes; no se le concede relevancia, incluso cuando permanecen semanas o meses hospitalizados. Los estudiantes de los primeros semestres podrían recopilar la narrativa de vida de pacientes y familiares con largos internamientos. Esto los centraría en la persona sin excluir su enfermedad (6).

Conclusión

La tarea de desarrollar un presentimiento clínico relevante implica educar las emociones y los sentimientos; esto permitiría detectar a los estudiantes con alexitimia antes de que causen daño (físico y moral) a los pacientes, al equipo de trabajo y a sí mismos. Además, esto conecta con la tarea de humanización: al centrarse en la persona, puede iniciarse recopilando la narrativa de vida de las personas enfermas. No comparto la idea de que incrementar el ya abrumado currículo del estudiante médico, haciéndolos estudiar artes, sea la alternativa más adecuada en México para restaurar la compasión unida a la ecuanimidad. Además, existen datos inquietantes que sugieren que la expansión hacia el arte y la literatura no parece ser efectiva; sin embargo, escribir sobre experiencias clínicas intensas demuestra una utilidad educativa humanista (7).

El **presentimiento clínico** es una forma de conocimiento tácito y se explica bien por la **teoría del marcador somático** de Antonio Damasio. El médico que mejor conoce sus sentimientos y emociones, y estudia las diferentes materias médicas logrando una comprensión racional de ellas, al mismo tiempo que practica y reflexiona sobre su quehacer, logra, después de años de estudio y práctica intensa, un cierto sentido del pronóstico de sus pacientes, incluso con información parcial, en situaciones donde debe tomar decisiones rápidamente. La reflexión individual y grupal favorece este desarrollo.

Referencias

1. Stolper, E., Van de Wiel, M., Van Royen, P., Van Bokhoven, M., Van der Weijden, T., & Dinant, G. J. (2011). Gut feelings as a third track in general practitioners' diagnostic reasoning. *Journal of General Internal Medicine*, 26(2), 197—203.

2. Ramírez—Villaseñor, I., Gutiérrez—Castillo, A., Vázquez—Vázquez, S., Arce—Jiménez, P. X., & Ramírez—Gutiérrez, G. P. (2018). El fenómeno clínico *gut feelings* ¿Cómo expresarlo en español mexicano? Un estudio multimétodo. *Revista Mexicana de Medicina Familiar*, 5(2), 62—67.

3. https://quierotv.mx/2024/12/07/emociones—aprendidas—en—el—curso—de—nuestra—vida—y—la—relacion—medico—paciente

4. Shapiro, J. (2011). Does medical education promote professional alexithymia? A call for attending to the emotions of patients and self in medical training. *Academic Medicine*, 86, 326—332.

5. https://rei.iteso.mx/items/301b47d3—fa1a—4667—92e2—1203f04c9be7

6. Charon, R. (2001). Narrative medicine. A model for empathy, reflection, profession, and trust. *Journal of American Medical Association*, 286, 1897—1902.

7. Coronado Vázquez, V., Antón—Rodríguez, C., Gómez—Salcedo, J., Ramírez—Durán, M. V., & Álvarez—Montero, S. (2023). Evaluation of learning outcomes of humanities curricula in medical students. A meta—review of narrative and systematic reviews. *Frontiers in Medicine*, 10:1145889. doi: 10.3389/fmed.2023.1145889.

Estresores y respuesta de estrés, un gran ausente en la educación médica

En la sociedad contemporánea, «estrés» es una palabra de uso general; abundan los blogs y videos al respecto. Sin embargo, el tema no constituye una materia formal en el currículo médico, aunque se le menciona de forma dispersa en las páginas de libros de fisiología, fisiopatología, farmacología y clínica. El creador de los conceptos «estrés» y «estresores» fue Hans Selye (1); en esta columna, cito uno de sus numerosos libros que publicó en 1956, del cual utilicé una edición renovada de 1984 (1).

¿Qué descubrió Selye?

Selye estaba buscando hormonas producidas por los ovarios y para ello aplicaba extractos de esas glándulas a ratas. Por casualidad, descubrió que los extractos, por puros que fueran, producían lesiones en tres órganos distintos: úlceras gástricas, hipertrofia de las glándulas suprarrenales y supresión de las células del sistema inmune. Para su sorpresa, el experimento arrojó los mismos resultados si exponía a las ratas a infecciones graves, hemorragias severas, dosis altas de adrenalina, insulina, rayos X, traumatismos mecánicos, dolor, ejercicio muscular forzado o, por el contrario, la inmovilización, así como frío o calor intensos... Parecía no haber límites. A este conjunto de lesiones lo denominó «síndrome de adaptación general». Pero, ¿cómo nombrar la respuesta del organismo que originaba esas lesiones? Escogió la palabra *stress*, que en ingeniería, en inglés, se refiere a los efectos de una fuerza que se enfrenta a una resistencia. Posteriormente, denominó «estresores» a los múltiples agentes que causaban la respuesta de estrés. En español mexicano, «estrés» (aunque también se puede escribir *stress*) significa: «Estado tenso de quien se encuentra bajo una presión física y mental excesiva que pone en riesgo su salud» (2).

Definición científica de estrés según Selye

«El estrés es una respuesta inespecífica del cuerpo ante **cualquier demanda**». Ocurre tanto a nivel de cada tejido como de todo el organismo. Existen dos grandes formas de respuesta al estrés. Una de ellas es la que nos proporciona alguna forma de satisfacción personal, psicosocial o fisiológica (el sexo, la comida, el alcohol, los logros profesionales, el agradecimiento, la fiesta, la buena música, un buen masaje, etcétera); a esta demanda hacia el cuerpo, Selye la denominó «euestrés». Y en el extremo opuesto está la enorme gama de demandas que son desagradables y nos hacen sufrir (el «distrés»); por ejemplo: dolor de cualquier tipo, decepción, exigencias escolares o laborales, injusticia, hambre, salarios bajos, pobreza, temores espirituales, culpa, jornadas extenuantes, desprecio, humillación, discriminación social de todo tipo, ver sufrir a otros, deudas... (haga su lista).

La respuesta fisiológica al euestrés y al distrés es la misma

La respuesta adaptativa a los estresores dispara dos grandes grupos de hormonas: Las antiinflamatorias (Adrenocorticótropa abreviado ACTH y los glucocorticoides cortisona, cortisol). Las otras hormonas son proinflamatorias, (Desoxi-corticosterona abreviado DOCA, aldosterona que regula el sodio y potasio del organismo). Selye notó también el efecto inflamatorio de la hormona del crecimiento. Otras diversas hormonas que intervienen en la respuesta al estrés son la adrenalina, las hormonas tiroideas, la propia insulina y el glucagón. También en la respuesta al estrés participa el sistema autónomo desde diversos núcleos cerebrales del sistema simpático que lleva señales hacía la médula suprarrenal, corazón, pulmones, intestinos... y en sentido contrario viajan señales por el Nervio Vago desde las vísceras del cuerpo hacia los sitios cerebrales que dispararon la alarma para reducirla.

Explicado de manera simple, la mente-cuerpo está informada en tiempo real de lo que ocurre en nuestro alrededor y dentro del cuerpo para mantener el equilibrio o tono funcional adecuado a cada circunstancia que la vida demanda. Por ejemplo, si hay que correr para tomar el autobús o si existe un peligro inminente, la respuesta de estrés agudo se activa. Desde el cerebro, la ACTH hace que las suprarrenales produzcan las hormonas que mencionamos; el azúcar se eleva porque es combustible indispensable cuando «metemos el acelerador». Pasa el estrés agudo y todo vuelve al estado fisiológico previo. La respuesta al estrés agudo difiere en un bebé, un niño mayor, un adulto joven o un anciano. Participan en el tipo de respuesta la herencia genética, la estructura biopsicológica que desarrollamos en la infancia, la alimentación actual, la experiencia previa con determinados estresores, etcétera.

La respuesta crónica de estrés

La respuesta aguda al estrés tiene detallados medios para controlarse a sí misma; el cortisol elevado, por ejemplo, ejerce un freno sobre los centros cerebrales que desencadenan las hormonas centrales que elevan su producción. Esto funciona muy bien en el estrés agudo, pero se trastorna en el estrés crónico. Cuando los estresores se vuelven crónicos, la hormona ACTH hace que las cortezas suprarrenales aumenten de tamaño y función. El resultado es la elevación crónica de cortisol. El cortisol elevado suprime el sistema inmune, cuyas células defensivas, anticuerpos y otras sustancias inflamatorias son la primera defensa contra bacterias y virus. Después de periodos de intenso trabajo (demanda general), de pronto caemos en cama con fiebre debido a una infección viral.

Ante el exceso crónico de cortisol, diversas células del sistema inmune dejan de responderle, lo resisten, ya no lo dejan entrar fácilmente en su interior. Los resultados pueden ser el desequilibrio en la producción de células defensivas o la producción de anticuerpos; las primeras son fundamentales para combatir bacterias y los segundos, para combatir virus. Un desarreglo crónico desequilibra este delicado balance.

¿Qué puede causar la respuesta crónica de estrés?

Los trabajos de Selye abrieron una panorámica gigantesca de la unidad de la mente con los sistemas endocrino e inmune. Hoy se sabe que los leucocitos del sistema inmune producen ACTH y TSH (hormona estimulante de la tiroides), además de endorfinas (analgésicos internos) cuando hay una infección. Esta idea era considerada imposible en biomedicina; no obstante, la ACTH de los leucocitos es idéntica a la ACTH que se produce en la hipófisis cerebral (3). Esto habla del organismo autogenerativo que somos y que explicamos en una columna previa (4): no somos máquinas biológicas, sino organismos vivos autogenerativos y sociales con enormes capacidades de equilibrio, dirigido a preservar la vida individual. Para dar una idea del conocimiento existente, pero que no se integra en una unidad teórica útil para la práctica general de la medicina, diré que la ACTH, además del cortisol y la aldosterona mencionadas, produce en ambos sexos las hormonas masculinas androstenediona y dehidroepiandrosterona (5). Con estos datos, le preparo, estimado lector, para entender por qué la respuesta al estrés crónico puede causar trastornos físicos y psicológicos de todo tipo, y comprendemos que la frontera entre enfermedad psicológica y enfermedad física (orgánica) es porosa, borrosa y un continuo a través del tiempo. Al menos no hay duda de que la respuesta crónica de estrés acelera el envejecimiento (1).

El estrés es una respuesta inespecífica del cuerpo ante **cualquier demanda;** el daño al organismo deriva de estresores que rebasan la capacidad de respuesta equilibrada. Los estresores son biológicos (un virus, bacterias, etcétera) o psicosociales (desempleo, ruptura relacional, pérdidas diversas, deudas y muchos más). La respuesta de estrés aguda severa o la respuesta crónica inducen daños a nuestros sistemas vitales, aceleran el envejecimiento y se asocian con todo tipo de enfermedades.

Referencias

1. Selye, H. (1984). *The stress of life.* New York: McGraw—Hill.
2. Lara, L. F. (2024). *Diccionario del español de México.* México, México: El Colegio de México, A.C. p. 864.
3. Dreher, H. (2003). *Mind—body unit. A new vision for mind—body science and medicine.* Baltimore and London: The Johns Hopkins University Press.
4. https://quierotv.mx/2024/10/19/mecanico—de—maquinas—humanas
5. Schimmer, B. P., & Parker, K. L. (2001). *Adrenocorticotropic hormone; adrenocortical steroids and their synthetic analogs. Inhibitors of the synthesis and actions of adrenocortical hormones.* En J. G. Hardman, & L. E. Limbird, *Goodman &*

Gilmans's. The Pharmacological Basis of Therapeutics (págs. 1649—1677). New York: McGraw—Hill.

Estresores psicosociales pueden causar enfermedad aguda grave: un caso real

En el capítulo anterior mostré que la respuesta de estrés ocurre ante cualquier demanda a la que se expone el organismo. Pero no todos los estresores causan la misma respuesta en todos los humanos. En esta ocasión presento el caso de un adulto que desarrolló una grave enfermedad aguda debido a estresores sociales (desempleo súbito) y psicológicos (la ruptura de su núcleo familiar). Les recuerdo a mis amables lectores que la explicación de fondo son los mecanismos mente—cerebro, del sistema endocrinológico e inmunológico; además de la participación del sistema nervioso autónomo (simpático, parasimpático y sistema nervioso gastrointestinal).

Un caso con severa respuesta aguda de estrés

Un joven, a quien llamaré «A», de veintiocho años, obrero, fue despedido de su empleo debido a que fue sorprendido teniendo relaciones sexuales con su compañera de trabajo «B». Otra compañera «C» los grabó en video y se lo mostró a la dueña de la fábrica. La empresaria despidió a los tres involucrados: «A», «B» y «C». «C» fue más allá: acudió a la casa de «A» y le mostró el video a su esposa. La esposa de «A» se fue de la casa junto con su pequeño hijo de un año de edad. Desempleado, abandonado por su familia y con un grave estigma social encima, «A» vio derrumbarse su mundo en solo dos días.

Enfermó rápidamente con intensos vómitos sanguinolentos. Llegó a urgencias en estado de choque debido a un sangrado gastrointestinal alto. Fue posible sacarlo adelante y, en los meses siguientes, una biopsia de su estómago mostró que sus úlceras gástricas tenían bordes con cáncer. Posteriormente, su esposa volvió con él y «A» se recuperó un poco; seguía en quimioterapia cuando dejé de verlo.

¿Qué dice la teoría de respuesta al estrés de Selye respecto al caso?

Como se ve, «A», «B» y «C» se dejaron llevar por intensas emociones sin permitir que la razón equilibrara la toma de decisiones.

Cuando el contexto laboral y familiar se le vino abajo, la respuesta de estrés de «A» se manifestó con el síndrome descrito por Selye en las ratas de laboratorio: úlceras sangrantes en el estómago, crecimiento de las glándulas suprarrenales y abatimiento de la función del sistema inmune. Lo que le salvó la vida a «A» fue que su madre, una parte sustantiva de su contexto, no lo abandonó. La función terapéutica de su médico fue atenderlo compasiva y ecuánimemente, evitando asumir los prejuicios de ser un juez del bien y del mal (1).

Permítaseme aquí una digresión: señalé que la ruptura del contexto de «A» le causó una violenta respuesta de estrés agudo. La biología demuestra que el ser vivo forma una unidad fisiológica con su contexto, como el pez con el agua; cuando se le saca de su contexto, el riesgo para la vida es enorme (2). Así, el contexto de los humanos empieza por su familia, sus fuentes de ingresos y su comunidad. Todo esto se desintegró en unos días para «A», y su organismo reaccionó dramáticamente ante lo que para él significaba una amenaza vital. Fin de la digresión.

Paso ahora a explicar las enfermedades cardíacas, conforme a la teoría de la respuesta al estrés, como ejemplo de procesos de largo plazo asociados al estrés crónico.

La enfermedad cardíaca: una explicación desde la teoría de la respuesta crónica al estrés

El infarto agudo de miocardio ocurre por la oclusión de las arterias coronarias y es la principal causa de muerte en el mundo. Es necesario precisar que, aun con las coronarias sanas, un intenso estrés agudo puede hacer que el corazón lata sin coordinación (fibrilación ventricular) y no pueda bombear sangre a ningún órgano; esto equivale a sufrir un paro cardíaco. Abordaré únicamente el infarto causado por arterias ocluidas debido al estrés crónico, según expone Henry Dreher (3).

Este autor propone que, muchos años antes del infarto agudo, la respuesta crónica al estrés eleva el colesterol, el cortisol, la adrenalina, etcétera, y que se genera una personalidad «competitiva» desde la niñez. Simultáneamente, el sistema inmune se altera y deposita colesterol en las capas internas de las arterias coronarias. El estrés crónico mantenido durante décadas genera lentamente una inflamación crónica que puede agravarse al perder el *status* social (por ejemplo, el desempleo) y al disponer de escaso apoyo psicosocial del entorno. Algunos meses o semanas antes del infarto agudo, el sistema nervioso autónomo disfunciona, el corazón se vuelve menos versátil para responder a las demandas de actividad, la coagulación sanguínea se vuelve excesiva, la disfunción inmune aumenta, el sitio donde se acumula la grasa en los tejidos arteriales se inflama y se rompe. La ruptura de la «placa aterosclerótica» desprende un coágulo que ocluye la arteria coronaria previamente afectada. Sobreviene el infarto agudo o una crisis isquémica conocida como angina cardíaca aguda. Este momento crítico suele ser la culminación de rupturas sociales graves y del «agotamiento vital total», provocado por la desmoralización y el sufrimiento extremo. Una forma de colapso de la propia energía vital. Seguramente, estimado lector, usted conoce historias de este tipo: una gran tragedia familiar (o lo que esta signifique para la persona) suele preceder un evento de infarto agudo de miocardio.

Si la persona no fallece a causa del evento, su recuperación depende de la atención clínica, pero también de su propia actitud, de sus significados y del apoyo psicosocial que reciba. Alguien con buen pronóstico expresaría algo como esto: «Casi me muero, pero voy a salir adelante. Descubrí que tengo mucho por hacer, cuento con el amor entrañable de mis seres queridos...». El peor escenario podría ser expresado así: «Me siento agotado por completo; ya la vida me ha golpeado lo suficiente, no tengo a nadie y lo mejor para mí es descansar por fin». Desde luego, la trayectoria final de cada persona es impredecible; resulta vana la idea de pronosticar el resultado final en individuos concretos basándose únicamente en marcadores biológicos (uno de esos mitos que se enseñan en las facultades de medicina). Ya vimos que no somos máquinas biológicas, sino seres psicosociales autogenerativos, plenos de relaciones y significados, ya sea que los expresemos o los guardemos.

La teoría de la respuesta crónica al estrés ayuda a entender mejor las diferencias en los resultados finales en casos biológicamente similares. Selye propuso la idea de «energía vital», algo difícil de conceptualizar, pero que parece consumirse a velocidades diferentes en cada persona según los estresores que se enfrentan en la vida desde el nacimiento. Queda claro que la familia y la clase social en que nacemos y crecemos, así como el momento histórico que nos toca vivir, conforman un contexto que impone un gasto de energía vital que escapa a nuestro control. En la siguiente columna, abordaremos el estrés crónico y el cáncer.

Quien esto escribe les desea un año **dos mil veinticinco** con el mejor contexto posible, pleno de significados nobles, sinceros y lo más constructivos que se pueda.

En la formación médica, suele considerarse a las «causas psicológicas» como agentes causales de mucha menor relevancia que las bacterias, los virus o las lesiones por trauma físico. El ejemplo presentado en este capítulo demuestra que los factores psicosociales pueden afectar mortalmente el nivel biológico del ser.

Referencias

1. https://quierotv.mx/2024/11/16/el—medico—medicamento—la—gran—ausencia—de—la—atencion—primaria
2. Feiten, T. E., Holland, K., & Chemero, A. (2020). Reassessing von Uexküll's Umwelt in embodied cognition with Canguilhem, Merleau-Ponty, and Deleuze. *Journal of French and Francophone Philosophy.*, XXVIII (1), 1-26.
3. Dreher, H. (2003). Mind-body unit. *A new vision for mind-body science and medicine*. Baltimore and London: The Johns Hopkins University Press.

Estresores, emociones y cáncer

En capítulos anteriores, he establecido que los estresores son cualquier cosa, evento, incluso un recuerdo o una experiencia vital, que permanece fuera de la conciencia y ejerce una demanda de esfuerzo sobre el organismo (1). También explicamos que las emociones y los sentimientos no son un lujo ni algo inútil, sino un conocimiento tácito que poseemos, incluso sin saberlo, y que surge cuando es indispensable para la selección inmediata de contextos actuales (aversivos o atractivos); y que, cuando estamos psicológicamente equilibrados, reducen significativamente las opciones que la razón lógica podría escoger. Dicho esto, los estresores actúan movilizando el conocimiento tácito (emociones/sentimientos) específico de cada persona. Por ello, lo que es un estresor para alguien puede no serlo para otra persona. ¿Y cuál es la relación entre estresores, emociones y cáncer? Intentaré explicar los aspectos de este complejo tema que cuentan con apoyo científico.

En primer lugar, ¿qué significa «cáncer»?

Para gran parte de la población, la palabra «cáncer» significa algo asociado a la muerte y a sufrimientos extremos; sin embargo, en medicina, esto solo sería cierto para «el cáncer metastásico resistente a toda forma de tratamiento actual» y para tumores malignos intracraneales inoperables que no responden a la radioterapia. Con esto quiero decir que el resultado de una biopsia —como en mi caso, un «carcinoma basocelular» que me extirparon de la mejilla en **mil novecientos noventa y cuatro**— no debe alarmar a nadie. A pesar de su nombre atemorizante, este conjunto de células malignas de la capa basal de la epidermis solo produce metástasis en menos del **uno por ciento** de los casos (2).

Entonces, para ciertos epidemiólogos, «cáncer» es una palabra que se usa en demasía; proponen que este término (y sus tipos principales: carcinoma y sarcoma) debería reservarse para lesiones con alta probabilidad de causar enfermedad clínica y acortar la vida (3).

Los autores señalan como ejemplos el carcinoma intraductal *in situ* de la mama y la neoplasia intraepitelial de bajo grado (próstata) (4). Dado que es muy probable que estas lesiones no acorten la vida de las personas, proponen denominarlas Lesiones Indolentes de Origen Epitelial (IDLE, por sus siglas en inglés).

No obstante, estimado lector, le invito a preguntar en la escuela de medicina de su preferencia cuándo se ha discutido este tema de indudable relevancia social.

Y, una vez más, preguntarnos: ¿Por qué no se forma a los médicos generales de alta capacidad que necesitan la población y los sistemas de salud en México?

¿Qué podemos deducir hasta este momento de lo expuesto?

Primero, que la palabra «cáncer» no es sinónimo de cáncer en fase terminal; segundo, que existen evidencias indudables de que nuestros cuerpos generan frecuentemente células anaplásicas (células caóticas que se reproducen por su cuenta de manera autónoma, desplazando a sus vecinas ordenadas).

Pero ahí entra el sistema inmune, que detecta la anormalidad por medio de sus vigilantes presentes en todas partes y logra que estas células displásicas sean contenidas en un sitio limitado o destruidas, incluso autodestruidas (una especie de suicidio llamado apoptosis celular) (4).

Si esto es cierto, y dado que hemos demostrado en columnas anteriores que el sistema inmune es intensamente influido por las respuestas de estrés agudo y crónico mediante las hormonas producidas en las glándulas suprarrenales (5), entonces podemos entender lo que sigue.

Respuesta de estrés, estados emocionales y células neoplásicas malignas

Los tumores malignos se valen de cómplices del propio sistema inmune (células «traicioneras» que secretan sustancias que facilitan el crecimiento tumoral).

Se les conoce como células TAM, por sus siglas en inglés, que en español significan «macrófagos asociados al tumor».

Estos macrófagos TAM proliferan cuando hay altos niveles de norepinefrina y cortisol.

Estas, a su vez, producen enzimas (proteínas que actúan como herramientas especializadas); en este caso, unas llamadas metaloproteasas que destruyen las barreras de tejidos que el organismo había erigido alrededor del tumor.

Adivinó usted: esto **abre camino para que el tumor maligno se disemine y alcance la metástasis (siembras a distancia)** (4, p. 97).

Así, el estrés crónico, sin importar las emociones con las que se le enfrente, desencadena el proceso que he descrito.

Recordemos que el organismo responde de igual manera a los *dis—tresores* y a los *eu—estresores*.

Solo que estos últimos dejan un sentido positivo, como ya fue descrito en columnas previas.

Estados emocionales y cáncer

Debo insistir en que no se separen las emociones y los sentimientos de la respuesta al estrés, porque son inseparables.

Ahora, señalo que cuando las personas con cáncer sufren de un apoyo social deficiente o están deprimidas, su calidad de vida se reduce significativamente. Esto se asocia a un aumento de una sustancia que favorece la formación de capilares arteriales y venosos, indispensables para el crecimiento activo del tumor.

Si no se nutre a través de estos nuevos vasos, el tumor sufriría necrosis (una forma de muerte celular distinta a la apoptosis).

Este conocimiento se sustenta tanto en estudios con personas con cáncer como en experimentos con animales de laboratorio (4).

Para aquellas personas con un cierto tono «malvado» que ya padecen cáncer y que podrían decir «yo, deprimido, jamás», podría interesarles saber que la exposición crónica a la adrenalina y la noradrenalina contribuye a la supervivencia de las células malignas al aumentar su resistencia a la muerte celular programada (apoptosis).

El intermediario que favorece a las células malignas es la enzima FAK, cuyo nombre en español es «cinasa de adhesión focal» (4).

Por otro lado, el cortisol crónicamente elevado estimula la proliferación y supervivencia de células de cáncer de mama, ya que impide la expresión de genes que reparan el ADN dañado de las células malignas.

Conclusión

La respuesta crónica de estrés se asocia a emociones y sentimientos que alertan sobre el estado general del organismo como una unidad mente—cuerpo, y que anticipan trastornos que podrían ocurrir en los individuos a largo plazo.

Y para aquellos que niegan estar estresados, a pesar de su persistente lucha por el poder, el dinero, la complicidad, el sometimiento de otros o la traición, lean el libro «*Cuando el cuerpo dice no*».

Se enterarán de que el disfrute del dominio de otros (adrenalina y cortisol) es parte de la respuesta al estrés (6).

> La palabra «cáncer» no significa «enfermedad incurable y mortal».
>
> Se destaca que, además de las terapias específicas, el equilibrio espiritual y la transformación positiva de las personas ayudan en muchos sentidos.
>
> También queda claro que el estrés crónico, donde abundan la adrenalina y el cortisol, activa mecanismos moleculares que podrían permitir la proliferación de células cancerosas.

Notas y referencias

1. https://quierotv.mx/2024/12/21/estresores—y—respuesta—de—estres—un—gran—ausente—en—la—educacion—medica
2. https://www.aafp.org/pubs/afp/issues/2020/0915/p339.html
3. Esserman LJ, Thompson IM. «Overdiagnosis and Overtreatment in Cancer: An Opportunity for Improvement.» *JAMA*, 28 de agosto de 2013, 310(8):797—798.
4. Corbeaux—Ascui, T., & Soza—Ried, C. (2017). *Psiconeuro—inmuno—endocrinología y cáncer*. En C. Rojas—Jara, & Y. Gutiérrez—Valdés, *Psicooncología. Enfoques, avances e investigación* (pp. 85—108). Maule, Chile: Universidad Católica del Maule.
5. https://quierotv.mx/2024/12/21/estresores—y—respuesta—de—estres—un—gran—ausente—en—la—educacion—medica

6. Maté, G. (2003). *When the body says no: Exploring the stress—disease connection*. Nashville, USA: Turner Publishing Company.

Medicina, ciencias y pseudociencias I

La medicina ha reunido conocimiento y logros impresionantes en ciento setenta años, impulsada por las ciencias biomédicas surgidas en el siglo XIX (microbiología, bioquímica, fisiología, farmacología, etcétera) y las nuevas ciencias del siglo XX y XXI, como la biología molecular, la neurociencia cognitiva y muchas otras. Todas ellas se guían por el método científico.

El método científico

Cada ciencia lo aplica según sus necesidades. Explico su esencia general y me concentraré en su aplicación en la medicina para dejar una base y poder distinguirla de las centenas de pseudociencias, nuevas y antiguas, que periódicamente ofrecen curar todos los males humanos.

Todo ser racional, desde su infancia, se hace preguntas fundamentales: «¿Qué es eso?», «¿Cómo se llama?», «¿Por qué es así?» y muchas más; lo mismo ocurre con el científico.

1. Primero, observa algo que le suscita preguntas.
2. El observador imagina una explicación de lo que ve (formula una hipótesis).
3. Elige una manera de aceptar o rechazar su hipótesis (selecciona un método).
4. Pone en marcha su plan de acción para determinar la veracidad o falsedad de su explicación imaginada.

5. Concluye si la explicación puesta a prueba es cierta, falsa o si no logró determinar ni lo uno ni lo otro. El asunto prosigue, porque la jueza suprema de las conclusiones del método científico, en su visión positivista, es la **realidad objetiva**. La confrontación con la realidad es lo que valida la hipótesis con la que explicamos nuestra observación inicial.

Así, en nuestra vida diaria hay infinidad de cosas que ya son comunes y de las cuales muchas veces ignoramos las teorías que las explican. Probablemente, no relacionemos los teléfonos «inteligentes», la TV, la radio y otros elementos con la teoría de la radiación electromagnética (2) de James C. Maxwell (1831—1879).

Esta persona genial dio una explicación matemática que, teóricamente, hacía coincidir la electricidad y el magnetismo. Los siglos XX y XXI le dieron la razón (2).

La ciencia es imperfecta, pero también es autocrítica; se autocorrige a medida que los nuevos datos cuestionan las teorías previas. Las teorías científicas, de acuerdo con Noam Chomsky, son apenas aproximaciones acerca del universo. Por ejemplo, la teoría de la gravitación universal es una *idea comprensible* que describe algo que no podemos comprender. ¿Cómo es posible que los cuerpos celestes se atraigan y repelan al mismo tiempo, y además sin contacto físico alguno? La ciencia pos—Newton se vio obligada a abandonar su búsqueda de un mundo inteligible: «El mundo es lo que es. La mayor esperanza que podemos tener es elaborar teorías inteligibles de la realidad» (3, p. 43). Surgió el *neopositivismo*, la aceptación de que la realidad objetiva nunca será cognoscible por completo. Solo podemos elaborar teorías comprensibles acerca de una realidad cognoscible solo parcialmente. Esta sinceridad del científico es aprovechada por charlatanes para afirmar todo tipo de ideas. Así se llega a negar que la ciencia ha cambiado la vida humana. En el campo de la biología, algunos niegan la existencia de virus, rechazan las vacunas y se olvidan de que ya no existe viruela en el planeta, y que la difteria, la poliomielitis, la peste negra, etcétera (apenas unos ejemplos), están controladas cuando la guerra y la miseria extrema lo permiten.

La biomedicina está sustentada teóricamente en la biología, sin duda, y esta tiene una teoría indispensable como cimiento: la teoría de la evolución de las especies. Pero, sorprendentemente, esta teoría no se discute a fondo en las escuelas de medicina, lo cual contribuye a que muchos médicos no tengan idea de la base que sustenta gran parte de las ciencias que sostienen a la medicina.

La teoría de la evolución de las especies

No voy a profundizar en la teoría que nos legó Charles Darwin (1809—1882); solo diré que dejó claro que las formas de vida en el planeta habían cambiado, evolucionado hasta su forma actual. La biología contemporánea cuenta con pruebas arqueológicas de que la vida procede de formas rudimentarias que empezaron con la formación de moléculas complejas que dieron lugar al ADN (genes) y a las células antiguas (arqueobacterias), hasta llegar a las células complejas que tuvieron su propio núcleo donde se protegía su ADN. Hay mucho más que decir, pero baste señalar que, si la teoría de la evolución de las especies estuviera equivocada, no serviría de nada hacer estudios en células de ratón, o estudiar el sistema nervioso en el famoso gusanito *C. elegans* (4). La teoría formulada por Darwin en 1860 ha sido puesta a prueba con bacterias porque se reproducen rápidamente y se pueden estudiar miles de generaciones en poco tiempo. La información molecular y los datos experimentales plantean cuatro principios contemporáneos para la teoría de la evolución de las especies:

1. La evolución no tiene una meta; los cambios aleatorios que se dan en los individuos de una especie pueden facilitar o di-

ficultar su reproducción. Las mutaciones pueden heredarse o morir con el sujeto que no se reprodujo.

2. La evolución implica cierto desorden que deja espacio abierto a los cambios del ambiente (es decir, no es rígida). Así, las poblaciones de seres vivos heterogéneos tienen más posibilidades de resistir la adversidad de los contextos, sobrevivir y continuar la progenie.

3. La evolución está constreñida por su pasado. Nada aparece de súbito. No aparecen alas para volar de una generación a otra. Todo lo nuevo se construye sobre lo anterior.

4. Todas las formas de vida siguen evolucionando, no solo los humanos (5).

Estas características hacen imposible predecir el rumbo que tomará la evolución de las especies, del mismo modo que es imposible describir exactamente qué ocurrió en la prehistoria del planeta. Sin esta teoría general, sustento de la biología, la medicina no podría haber logrado lo que ha hecho hasta hoy.

Termino con una digresión acerca de las interpretaciones políticas que se han colgado del «darwinismo social», idea que no proviene de Darwin, sino de su contemporáneo, el filósofo Spencer, quien se opuso a toda forma de ayuda a los pobres en Inglaterra. Se opuso a servicios públicos de salud, bibliotecas, escuelas y a la salud pública. El llamado «darwinismo social» debería ser denominado Spencerismo (6).

Las ciencias siguen un método con el cual van reuniendo poco a poco un cuerpo de conocimientos que sigue siendo evaluado repetidamente. Se parte de alguna observación de hechos o fenómenos; se elabora una hipótesis sobre algún aspecto del hecho observado. Se decide una manera de poner a prueba la hipótesis, se realizan las acciones y se registran cuidadosamente los resultados. Entonces se realiza un análisis crítico de los resultados y se decide aceptar o rechazar la explicación de lo que se observó. Si no se logra una decisión clara, se repite la observación y todo el proceso. Así, durante siglos, se construyeron las ciencias que apoyan a la medicina, desde la anatomía, la farmacología, la biología molecular y todas las demás ciencias médicas modernas. Al crecer el cuerpo de conocimientos, se van generando teorías que impulsan aún más el avance científico. Un ejemplo: la teoría microbiana, vigente desde mediados del siglo XIX.

Referencias

1. https://quierotv.mx/2024/11/30/emociones—y—sentimientos—no—existen—en—la—educacion—medica

2. https://www.scielo.org.mx/scielo.php?script=sci_arttext&pid=S2007—24062020000100007#:~:text=La%20teoría%20electromagnética%20de%20James,sorprendente%20confirmación%20de%20la%20teoría.

3. Chomsky, N., & Moro, A. (2022). *The secrets of words*. London, England: MIT Press.

4. https://idibell.cat/es/2020/02/un—nuevo—modelo—del—gusano—c—elegans—para—avanzar—en—el—estudio—de—una—enfermedad—minoritaria—del—sistema—nervioso/#:~:text=El%20gusano%20de%20suelo%20C,parte%20de%20las%20vías%20metabólicas.

5. Voet, D. (1999). *The origin of life*. En D. Voet, J. G. Voet, & C. W. Pratt, *Fundamentals of Biochemistry* (p. 3—21). New York: John Wiley & Sons.

6. Harris, M. (1979). *El desarrollo de la teoría antropológica. Historia de las teorías de la cultura*. México D.F., México: Siglo XXI. (p. 111).

Medicina, ciencias y pseudociencias II

En el capítulo previo, esquematicé los cinco pasos del método científico: observación, elaborar una explicación hipotética de lo observado, escoger un método riguroso para probar la coherencia de la hipótesis, recoger datos conforme el método escogido y concluir si la hipótesis es cierta o falsa, o si no se pudo saber con certeza. Lo ideal es que otros investigadores lleguen por su cuenta a las mismas conclusiones. Luego viene la «prueba con la realidad», su aplicación en la vida diaria fuera del ambiente experimental controlado. Debo señalar que las ciencias son formas de conocer la realidad, pero no la única. Reitero que la medicina NO es una ciencia, sino una práctica profesional que se apoya en el conocimiento de muchas ciencias, y también en el conocimiento *experiencial* acumulado a través de años de práctica clínica. Esta última forma de conocimiento no la pueden reunir aquellos médicos de escritorio que no atienden a personas directamente. También les recuerdo que las emociones y sentimientos del médico siempre están presentes en la relación médico—paciente—familias, y del equilibrio entre ecuanimidad y compasión depende tomar las mejores decisiones en cada caso. Por tanto, un médico no puede ser un científico desapegado y frío, sino un humanista que se sirve del conocimiento científico. Las diversas ciencias proporcionan conocimiento de cierta calidad; el buen clínico debe usar ese conocimiento como un elemento más dentro de un contexto más amplio y específico.

La aplicación de cierto saber científico a un caso concreto es algo que difícilmente puede hacer un médico inexperto. Por ejemplo, se tardó mucho tiempo en reconocer que bajar la presión arterial a cifras normales a los ancianos les causa más daño que beneficio. Lo mismo sucede con los diabéticos ancianos y el control estricto de su glucosa. Los médicos generales discutíamos con endocrinólogos y cardiólogos sobre esos puntos en la década de 1990. No nos escuchaban, porque como predijo Balint, los médicos generales se comportan como alumnos permanentes y ambivalentes de los profesores que los han formado. La seriedad científica de la medicina general está por construirse; para ese fin, mi maestría en farmacología y mi doctorado en investigación psicológica, recién concluidos, son de gran utilidad.

Vuelvo al tema: la cercanía y las frecuentes consultas de los médicos generales con nuestros pacientes y sus familias nos convencieron de la necesidad de ser moderados en el control de la presión arterial y las glucemias en personas mayores. Hoy los estudios nos dan la razón (1). Con esto quiero dejar claro que la medicina es un arte profesional informado por las ciencias y que requiere un elevado desarrollo de la relación médico—paciente. A quienes pregonan la «medicina de recetario de cocina» (2), basada en las denominadas Guías de Práctica Clínica (GPC), les sugiero que lean a Saarni (2). Para él, las GPC están hechas a la medida de los intereses económicos de quienes las elaboran o encargan. Un famoso cardiólogo denunció que no se debería confiar en estudios epidemiológicos con variables sustitutas (*surrogate*) sino centradas en la persona. Bajar las cifras de presión arterial es una variable sustituta; lo que un medicamento debe probar es que reduce la mortalidad, las embolias cerebrales, los infartos cardíacos, el daño renal y las hospitalizaciones, variables estas que tienen sentido para cualquier persona. Ya hubo casos de medicamentos que bajan la presión arterial, pero deterioran la función de los riñones (3) o incluso elevan la mortalidad (4). Un médico que sigue mecánicamente algoritmos, además de ser fácilmente sustituido por la llamada «Inteligencia artificial», deja de lado su responsabilidad central de servir bien a cada persona específica.

Transcribo lo que Hampton (5) señaló respecto a las Guías de Práctica Clínica:

> «... Parece que tenemos la tormenta perfecta, donde las guías normativas basadas en evidencia (que deberíamos llamar directrices basadas en la opinión), médicos mecanicistas y control financiero se han unido para hacer desaparecer la responsabilidad que solían tener los médicos para con sus pacientes individuales. Necesitamos cambiar la cultura médica para que los médicos puedan usar sus opiniones sobre la evidencia publicada para seleccionar el mejor tratamiento para cada paciente individual. **Necesitamos volver a la libertad clínica.**» (p. 861).

La biología molecular y la biomedicina

En octubre pasado se anunció que una mujer de veinticinco años con diabetes tipo 1 (o juvenil), que había recibido un año antes células troncales (células madre o totipotenciales), las cuales habían sido «reprogramadas» para convertirlas en células productoras de insulina como las del páncreas (6). Varios pacientes con diabetes tipo 2 (del adulto) también han estado controlados con el mismo método. Es muy pronto para saber qué pasará con estos pacientes. Dado el curso crónico de muchos años de la diabetes, no se sabe si el innovador tratamiento reducirá las complicaciones (ceguera, insuficiencia renal, enfermedad cardíaca y daños en los nervios) y si vivirán más y con buena calidad de vida (variables centradas en la persona). El rigor científico exige que se pase a la fase de ensayos clínicos controlados comparativos y con doble enmascaramiento (doble ciego). Todo nuevo tratamiento debería ser comparado con el mejor tratamiento disponible para el problema que se está estudiando. Si los pacientes tratados viven más y mejor que otros diabéticos en similar situación, pero tratados convencionalmente, no quedará duda de que la innovación es superior al tratamiento convencional. Este proceder científico parece demasiado riguroso, pero la historia obligó a las ciencias médicas a refinar sus métodos. En los humanos, es indudable que la subjetividad y las relaciones humanas participan en el resultado final, como expliqué antes (7). Veamos el ejemplo de la ligadura de la arteria mamaria interna en el tratamiento de la angina de pecho grave, un tratamiento estándar de mil novecientos treinta y nueve a mil novecientos cincuenta.

Un tratamiento quirúrgico para la angina de pecho que se desechó

Desde mil novecientos treinta y nueve, era un tratamiento estándar ligar (constreñir) las arterias que pasan a los lados del esternón (el hueso plano del pecho). Ligar ambas arterias mamarias internas producía gran alivio del dolor anginoso y reducía la necesidad de usar nitroglicerina. Se suponía (la hipótesis explicativa) que la sangre de las arterias ligadas se dirigía a las coronarias del corazón y por eso la mejoría. Dos grupos de investigadores independientes, el de Cobb y el de Dimond, hicieron un estudio comparativo. A un grupo (elegido al azar) se le ligaron las arterias mamarias, y al otro grupo se le hicieron las incisiones, pero **NO** se ligaron las arterias. Ambos grupos tenían el mismo tipo de sutura y cicatriz en la piel. Resultados: No hubo diferencias entre los grupos; ambos mejoraron muchísimo los síntomas de angina y disminuyeron el uso de nitro-glicerina. Un año después de las cirugías, el 100 % del grupo de solo incisión reportó una mejoría del 50 % en los síntomas de dolor anginoso, mientras que del grupo con ligadura verdadera solo un 69 % reportó una mejoría del 50 % (8). Es sabido que las cicatrices quirúrgicas evocan una respuesta al significado (antes llamado «efecto placebo»). En la respuesta al significado están incluidas la impresionante experiencia de entrar a un quirófano, la impresión del contexto, la fragilidad, junto con el símbolo objetivo de la cicatriz que queda en el pecho. Las emociones y los símbolos culturales son la fuente del **sentido subjetivo**, según el destacado psicólogo cultural cubano González Rey (9).

Cierro: Con esta columna pretendo mostrar el rigor del conocimiento en que se basa la medicina, en este caso, el obtenido por la biología molecular, rama de la biología sustentada en la teoría de la evolución de las especies. También destaco que dejar fuera de la investigación científica lo subjetivo e intersubjetivo, así como la relación médico—paciente, es un severo error científico y filosófico. Insisto en que la medicina general debe unir las ciencias biopsicosociales y el arte médico, y que está en construcción.

La medicina, especialmente la que ejercemos los médicos familiares/generales, no puede ser solamente una práctica científica. Requiere conocer a su paciente física, psicológica y contextualmente. Un médico que atiende a sus pacientes sin ciencia, con teorías sin fundamento científico, es un pseudocientífico y puede ser un charlatán. Uno que atiende a sus pacientes con solo ciencia, pero sin sentido compasivo, es equivalente a un algoritmo de lo que hoy se conoce como «inteligencia artificial».

Referencias

1. https://www.scielo.org.mx/scielo.php?script=sci_arttext&pid=S0186—48662019000400515
2. Saarni, S.I., & Gylling, H.A. (2004). Evidence based medicine guidelines: a solution to rationing or politics disguised as science? *Journal of Medical Ethics*, 30, 171—175.
3. https://www.jwatch.org/na53207/2021/02/16/revisiting—blockers—hypertension
4. https://pubmed.ncbi.nlm.nih.gov/7648682/
5. Hampton, J. (2011). Commentary: The need for clinical freedom. *International Journal of Epidemiology*, 40, 849—852.6
6. https://tecscience.tec.mx/es/biotecnologia/celulas—madre—revierten—diabetes/#:~:text=Cómo%20las%20células%20madre%20revierten,a%20generar%20su%20propia%20insulina.
7. https://quierotv.mx/2024/11/09/el—efecto—placebo—es—un—error—conceptual—no—corregido
8. Turner, A. D., Deyo, A. R., Loesser, D. A., Von—Korff, M., & Fordyce, W. E. (1994). The importance of placebo effects in pain treatment and research. *Journal of American Medical Association*, 271(20), 1609—1612.
9. González—Rey, F. (2013). La subjetividad en una perspectiva cultural— histórica: avanzando sobre un legado inconcluso. *Revista CS.*, 2(1), 19—42.

Medicina, ciencias y pseudociencias III

En este capítulo, intentaré ejemplificar cómo la medicina puede integrar el conocimiento científico biológico con el de las ciencias psicológicas. Con ello, explicaré por qué es un error intentar que las Guías de Práctica Clínica (GPC) sean obligatorias. Usaré como ejemplo la Guía de Práctica Clínica (GPC) oficial del CENETEC (México) para el tratamiento de las «verrugas vulgares» (1). Verán que el caso se resolvió sin recurrir a ninguno de los dolorosos y costosos tratamientos recomendados en dicha guía, los cuales incluyen fármacos anticancerígenos como la bleomicina. Las GPC, en su pretensión de ser obligatorias y «normativas», fueron vistas como: «La mayoría de las guías son para la obediencia de los tontos y solo una guía de los hombres sabios...» (2. P.851).

Reitero que los resultados de toda terapia médica son la suma de los efectos específicos de los fármacos, la cirugía, etcétera, MÁS los efectos de los significados (positivos o negativos) que el conjunto del tratamiento y el terapeuta generan en el paciente. Tratándose de un paciente—niño, esto incluye los significados que se generan en sus cuidadores y en su contexto familiar. De todo este conjunto, la única parte que se informa en un estudio científico con metodología epidemiológica es el efecto específico de la intervención médica. Todo lo referente al contexto subjetivo e intersubjetivo queda, no obstante, fuera de los estudios cuantitativos. (Tengan esto en mente para cuando hablemos de pseudociencias).

Pepe tiene mezquinos en ambas manos, es la tercera vez

Pepe, de seis años, consulta a su médico familiar porque tiene alrededor de diez verrugas vulgares (mezquinos) en los dedos de cada mano. Ya ha tenido este tipo de lesiones años atrás, y temen (él y su madre) que le «quemarán» las verrugas. Pero ahora son muchas, y esto implicaría anestesia local en seis de sus dedos, además de dolorosas sesiones de cambios de apósito durante varias semanas: una verdadera tortura para cualquiera a su edad. El miedo de madre e hijo es notorio. En dos ocasiones previas ha pasado por este drama, aunque con solo dos o tres «granos». Estuvo varios meses con la aplicación de medicamentos muy irritantes y cambios de apósitos, lo que le causó dolor y discapacidad para escribir, así como miedo a lastimarse en la escuela y al dormir. Su médico familiar se ha dado por vencido en el caso y le ha derivado al dermatólogo.

¿Qué son las verrugas vulgares?

Son pequeños tumores benignos muy comunes, resultado de la infección por virus del papiloma de tipo benigno. Surgen de células superficiales de la piel, los queratinocitos. Las verrugas vulgares suelen surgir por una disfunción del sistema inmune que no logra destruir los virus. Para poner esto en contexto, los virus del papiloma humano constituyen un grupo enorme; los que se relacionan con el cáncer de cuello uterino son principalmente los tipos HPV—16 y HPV—18 (3). Y no causan verrugas como las de Pepe. En otras palabras, los mezquinos de Pepe no tienen riesgo de convertirse en tumores malignos. De hecho, la mayoría se resuelven espontáneamente en períodos de dos o más años.

¿Cómo se tratan las verrugas vulgares según la GPC del CENETEC?

Esta GPC es extensa, con treinta y cinco páginas redactadas en frases independientes, más que en párrafos explicativos conectados. Al menos diez páginas están dedicadas a describir los autores, objetivos, la justificación del documento y las dependencias gubernamentales participantes. Entre las sugerencias imprácticas que contiene, se incluye la de realizar una biopsia para confirmar el diagnóstico y la de realizar «una historia clínica completa» (1). Un médico general con experiencia diagnostica el caso de Pepe a los pocos segundos de iniciar la consulta. La GPC mezcla en un solo documento tres contextos diferentes: la consulta del médico general, la del dermatólogo en un hospital general y la del dermatólogo en un hospital de tercer nivel. El resultado es una gran confusión.

Finalmente, en la página veintisiete, la GPC presenta un cuadro de tratamiento que indica: en primera línea, ácido salicílico o crioterapia (uso de nitrógeno líquido a temperaturas inferiores a cien grados Celsius). Pepe ya ha pasado por eso. En segunda línea: cantárida, un compuesto que habitualmente no está disponible en las farmacias de primer nivel de atención. En tercera línea de tratamiento: bleomicina inyectada en el mezquino (un potente anticancerígeno). Terapia con láser (dolorosa y escasamente disponible). Hasta aquí, la GPC.

El tratamiento que curó a Pepe sin inyecciones ni pomadas

Cuando vi a Pepe y a su madre con miedo en el rostro, yo tenía la seguridad de que podíamos resolver su caso. Primero, porque había tratado a muchas personas anteriormente con fórmulas de ácido salicílico y colodión, escisión directa y electrodesecación. Y porque, desde niño, había presenciado la curación de los mezquinos aplicando savia del arbusto de «Flor de Pascua» (Nochebuena) que mi madre tenía en nuestra casa en Degollado, Jalisco. Cuando atendí a Pepe, ya había terminado mi maestría en farmacología y publicado mi primer artículo científico sobre el uso de placebo en ensayos clínicos controlados (4). Sabía del poderoso efecto de la confianza, la sugestión y la compasión, unidas al buen juicio y al deseo sincero de ayudar.

En conjunto con el técnico de rayos X de mi clínica, diseñamos un tratamiento placebo: Pepe entraría a la sala de radiografías acompañado de su madre, y se le enfocaría el equipo con la luz que proyecta las coordenadas sobre la zona donde normalmente se tomaría la radiografía. Pepe debía permanecer veinte segundos respirando tranquilo y sin mover las manos. Al terminar, le colocaba pequeños cuadritos de tela adhesiva sobre cada mezquino. Así, dos veces a la semana, y luego cada dos semanas. En tres meses, el 90 % de sus lesiones habían sanado.

La explicación a la madre de Pepe fue sincera: «Las verrugas se le van a quitar. No recibirá rayos X, solo la luz del foco. Pepe debe saber solo que se va a curar, pues ya ha pasado por mucho estrés. Necesita recuperar la confianza y estar seguro de que no le vamos a causar daño».

Actualmente, existe evidencia de que píldoras INERTES —explicadas como tales a los pacientes, sin engañarles— redujeron el dolor del síndrome de intestino irritable (5).

Los estudios sobre el tratamiento de las verrugas vulgares tienen éxito en el 10 % al 90 % de los pacientes. ¿Por qué un rango tan amplio? Porque se trata de una enfermedad que tiende a la curación espontánea.

Tratamiento simple eficaz no mencionado en la GPC de CENETEC

La GPC comentada no incluyó la evidencia de que seguir ciclos de seis días, seguidos de uno de descanso, con un parche de *duct tape* (o cinta gris) sobre los mezquinos, fue más efectivo que la crioterapia (6) (estudio publicado en 2003).

Conclusión

Dado que sabemos que la respuesta crónica de estrés agota el sistema inmune, como ya expliqué (7), tenemos una buena idea de lo que ocurre si solo tratamos la infección viral, pero no el miedo crónico subyacente.

A la luz de la teoría de la respuesta al estrés crónico (7) se comprende que virus como el de las verrugas vulgares y otros logren escapar de la respuesta inmune y causar enfermedad clínica.

El sistema inmune de Pepe empezó a recuperarse, y su esperanza, junto con la de su mamá, ayudó a que el poder autocurativo de sus tejidos locales y de su organismo lograra someter al virus del papiloma.

Una vez lograda la mejoría, la madre de Pepe me narró las penurias que Pepe atravesaba: no era aceptado por su padre...

Le sorprenderá, estimado lector, saber que las revistas de medicina familiar no suelen aceptar para publicación casos como el relatado; lo llaman conocimiento «anecdótico», ¡sin valor científico!

Como dije en otra columna, llevamos cien años sin formar a los médicos generales que necesitan los mexicanos; ni tampoco se les forma para valorar diversas formas de conocimiento útil para su práctica.

> Quienes fomentan las **Guías de Práctica Clínica** deben aceptar que el papel de estos documentos debe limitarse a proporcionar la mejor evidencia científica posible para que el médico desempeñe su labor bajo su propio criterio y responsabilidad.
>
> Pretender que una **Guía de Práctica Clínica de una enfermedad** se convierta en principio normativo para tratar de manera estandarizada a *todas las personas* carece de fundamento científico y ético.
>
> El caso de las **verrugas vulgares** demuestra que cada médico tiene la tarea de resolver los casos que se le presentan. Los estudios científicos son su punto de referencia, pero el médico debe determinar qué aplicar a cada caso.

Referencias

1. http://www.cenetec—difusion.com/CMGPC/ISSSTE—250—10/ER.pdf
2. Hampton, J. (2011). Commentary: The need for clinical freedom. *International Journal of Epidemiology, 40,* 849—852.
3. https://www.elsevier.es/es—revista—medicina—integral—63—articulo—las—verrugas—13013886
4. https://www.medigraphic.com/cgi—bin/new/resumen.cgi?IDARTICULO=2468
5. Kaptchuk, T. J., Friedlander, E., Kelley, J. M., Sanchez, N., Kokkotou, E., Singer, J. P., . . . Kirsch, I. (2010). Placebos without deception: A randomized controlled trial in irritable bowel syndrome. Plos One, 5(12), 1—7.
6. https://www.aafp.org/pubs/afp/issues/2003/0201/p614.html
7. https://quierotv.mx/2024/12/21/estresores—y—respuesta—de—estres—un—gran—ausente—en—la—educacion—medica

Pseudociencias médicas.
Toque terapéutico— Reiki

He insistido en que la medicina es una práctica profesional apoyada en ciencias y que, desde sus orígenes, surgió para ayudar al otro en situación de sufrimiento.

Para ello buscó el conocimiento de la naturaleza, refinando gradualmente su método de búsqueda del conocimiento hasta llegar al método científico en el siglo XVI, en sus vertientes positivista aplicada a los fenómenos biológicos y, posteriormente, la constructivista—interpretativista a los fenómenos psicosociales hace apenas cien años. Ambas formas de conocimiento, junto con el experiencial personal, están presentes en el ejercicio médico diario.

Así, logramos comprender que el resultado global de un acto terapéutico —de cualquier tipo— es la suma del efecto específico de una intervención (por ejemplo: extirpar un apéndice cecal a punto de explotar en el abdomen y hacerlo con anestesia y técnica quirúrgica impecables) más la actitud compasiva del médico y del personal de salud, el buen uso de los analgésicos, la rehabilitación, etcétera.

El ejemplo de la apendicectomía que acabo de describir reúne ciencia positivista y trato humanista; el resultado es una evolución excelente del paciente. Antes del desarrollo del método científico, en la Edad Media europea, no había ciencia anatómica ni farmacológica para hacer lo que hoy es una rutina diaria.

Los pacientes con inflamación del apéndice tenían terribles agonías por lo entonces conocido como «mal del vientre» o «Pasión ilíaca» (1).

En otras latitudes, como en China, ya existía su medicina tradicional; mientras, en la India, existía el sistema de medicina ayurvédica. Ambas conocían el opio, pero no solucionaban el «mal del vientre» porque no se había desarrollado la cirugía científica. La gente iba a su casa a morir acompañada de opio para la terrible fase final. Como bien puede apreciarse en este ejemplo, la falta de conocimiento científico dejaba la compasión sola.

Era todo lo que se podía hacer.

Lo que quiero señalar es que las antiguas prácticas médicas no resolvían lo que la medicina de entonces no sabía cómo resolver. Hoy abordaré el tema de pseudociencias, es decir, prácticas antiguas o recientes que usan un discurso aparentemente científico, pero carecen de pruebas verificables de su eficacia.

Sus explicaciones teóricas son incoherentes y sus resultados positivos en casos reales pueden ser explicados por la «respuesta al significado» que describí en una de mis columnas semanales (2). Cabe aclarar que las pseudociencias pueden tener éxitos terapéuticos; sin embargo, estos se deben al efecto de los significados, que incluyen la personalidad del terapeuta, el contexto, la esperanza, la fe y la propia «historia natural de la enfermedad», como ejemplifiqué antes con el caso del niño con verrugas.

El toque terapéutico (TT), una pseudociencia auspiciada por universidades y doctorados de enfermería en Estados Unidos

Si se hace una búsqueda en Google y se le pregunta si el toque terapéutico (TT) es diferente del Reiki, la «inteligencia artificial» (IA) responde que son diferentes.

Sin embargo, obedecen al mismo sistema de pensamiento.

Tanto el reiki como el TT se basan en la teoría de que el terapeuta es capaz de sentir la energía del cuerpo, lo que denominan «Campo Energético Humano» (HEF, por sus siglas en inglés).

Y que son capaces de «redistribuir» esa energía «atorada» o «estancada» que causa enfermedades. En el reiki hacen esta labor posando las manos sobre el cuerpo; en el TT, lo hacen sin tocarlo, pasan las manos unos diez a quince centímetros por encima de la piel, incluso sobre la ropa.

El prestigio de esta pseudociencia era tal que la American Nurses' Association expedía certificaciones sobre el Toque Terapéutico (3). Este era enseñado en alrededor de cien universidades en setenta y cinco países a finales del siglo XX.

Y las publicaciones en revistas científicas que afirmaban sus bondades superaban las ochocientas cincuenta en 1998, solo en idioma inglés. En 1994, la Universidad de Colorado investigó el tema y no encontró evidencia de calidad que verificara el pretendido poder de panacea del TT (afirmaban curar los cólicos infantiles, problemas de tiroides, fiebres, sarampión e incluso resucitar a algún fallecido). La revista médica *JAMA* de 1998 publicó una larga lista (3). Se afirmaba que las bases teóricas del TT provenían del *yin y yang* y el *qi* chino, los *chakras* de la tradición védica hindú. Después cambiaron al concepto de «ciencia de la unidad de los seres humanos», la Teosofía, las ideas del *New Age*. Incluso, invocaron en su justificación el «fluido magnético universal» de Anton Mesmer, que fue rebatido en la época de Luis XVI en Francia (4).

Desde la década de 1970, en que surgió el TT, cambiaron a usar términos científicos contemporáneos como potenciales electrostáticos, ¡teoría cuántica! También afirman el «cambio bioenergético». Suena a ciencia, desde luego. No sorprendería que incluyeran el Bosón de Higgs (la «partícula de Dios» de la física contemporánea) (5). Los estudios comparativos del TT con un placebo equivalente no lograron discernir si era posible «tocar los campos energéticos humanos y reacomodar la bioenergía» y expeler la energía sobrante o transmitir la deficiente.

Un estudio con personas con quemaduras graves no mostró diferencia en la cantidad de analgésicos usados por pacientes con y sin TT.

Sin embargo, faltaba una demostración definitiva que no había podido ser diseñada.

Demostración de que los expertos en toque terapéutico no logran detectar energía alguna

Una discusión científica en medicina debe responder si existe un efecto específico de un tratamiento o si resulta de respuestas a los significados psicoculturales. Ya vimos que las ligaduras de las arterias mamarias fueron abandonadas en 1950 porque no existía un efecto específico del procedimiento (6). ¿Cómo demostrar si había o no un efecto específico del TT? La Universidad de Alabama ofreció 335 000 USD a quien proveyera de evidencia científica de que los expertos en TT detectaban el campo energético humano. No hubo candidatos en todo Estados Unidos. Ni siquiera cuando la oferta subió a un millón de USD.

Experimento demostrativo de la falsedad del principio del TT

Emily Rosa, una niña de nueve años, hija de una enfermera, tenía una tarea de ciencias en su escuela. Cursaba el cuarto grado de primaria. En conjunto con su madre diseñaron la prueba para su tarea escolar. Este proyecto escolar iba a convertirse en una publicación científica de alcance mundial. El experimento consistió en colocar una mampara para separar y bloquear la visibilidad entre los expertos en TT y la niña Emily. Tanto el experto en TT como la investigadora estaban sentados cómodamente, pero ninguno podía ver la cara ni el cuerpo del otro. Los expertos en TT realizaban su proceso de concentración, meditaban su deseo de ayudar y demás rituales conforme a su técnica. Cuando estaban listos, pasaban sus manos por la hendidura inferior de la mampara, con las palmas hacia arriba y el dorso apoyado sobre la mesa, en el lado de Emily. La niña ponía su mano unos quince centímetros por encima de UNA SOLA de las dos manos del terapeuta. Emily escogía aleatoriamente la mano del experto mediante un «volado» con una moneda (probabilidad del 50 %, dado que la moneda tiene solo dos caras). Y registraba de cada participante su acierto o error al «sentir» sobre cuál mano del experto estaba sostenida la mano de Emily. Cada terapeuta tenía diez oportunidades. Así lo hicieron veintiún terapeutas que dieron su consentimiento para el estudio y su publicación.

Resultados

Los aciertos en la suma total de ensayos fueron del 47 % en un primer estudio. En un segundo estudio, grabado para la televisión estadounidense, los aciertos fueron del 41 %. (3). Si las supuestas bases teóricas de los promotores del TT fueran ciertas, los expertos deberían haber detectado en el 100 % de los casos la correcta posición de la mano de la niña experimentadora. La estadística de probabilidad indica que cuando se realiza una serie de ensayos con solo dos posibilidades (águila o sol de una moneda), por simple azar puede acertarse en el 50 % de los casos. **Quedó claro que los expertos no podían detectar la energía «del campo humano de la mano de Emily».** El rango de experiencia de los veintiún participantes fue de uno a veintisiete años. La correlación estadística, con un coeficiente r de Pearson de 0.23 (muy baja), mostró que los años de experiencia practicando TT no influyeron. Participaron nueve enfermeras, siete fisioterapeutas certificados, un quiropráctico, un técnico de laboratorio, dos personas sin carrera universitaria, y una persona aceptó participar, pero no acudió a sus pruebas.

Los autores concluyeron que no se justificaba la enseñanza del TT en las universidades y que carecía de sustento para sus supuestos teóricos. En suma, el TT fue demostrado claramente como una pseudociencia, a pesar de contar con certificación universitaria y tesis doctorales.

Cierre

En mi opinión, en las escuelas de medicina debería discutirse formalmente el tema de las pseudociencias en los cursos de metodología de la investigación. Yo lo hice en cursos de Farmacólogía Aplicada en una universidad pública y una privada en Jalisco. La explicación reiterada de que algunos pacientes mejoran debido a «sus respuestas a los significados» abre camino para considerar el poder de la personalidad compasiva del médico.

Un experimento inequívoco, liderado por una niña de nueve años y su madre enfermera, demostró que un grupo diverso y representativo de expertos en la práctica del «toque terapéutico» fue incapaz de detectar la supuesta energía de una mano en las cercanías de la palma de sus manos. La explicación de los efectos clínicos que pueden explicar los resultados benéficos en algunos pacientes es la respuesta al significado, antes conocida como respuesta al placebo. El toque terapéutico es, por ende, una pseudociencia. Sus teorías no concuerdan con las pruebas experimentales.

Referencias

1. https://d1xe7tfg0uwul9.cloudfront.net/cbc—portal/wp—content/uploads/2014/02/02012014—AS.pdf
2. https://quierotv.mx/2024/11/09/el—efecto—placebo—es—un—error—conceptual—no—corregido
3. Rosa, L., Rosa, E., Sarner, L., & Barret, S. (1998). A close look at therapeutic touch. *JAMA*, 279(13), 1005—1010.
4. https://quierotv.mx/2024/10/12/farmacos—mas—hipnosis—e—intersubjetividad
5. https://www.i—cpan.es/detallePregunta.php?id=1#:~:-text=El%20bosón%20de%20Higgs%20es,y%20cómo%20interaccionan%20entre%20ellas.
6. https://quierotv.mx/2025/02/01/medicina—ciencias—y—pseudociencias—ii

Charlatanes

Antes de continuar con la siguiente pseudociencia, abordaré un tema crucial y ausente en la educación médica. La charlatanería, es decir, una forma consciente de engañar en los cuidados de salud. El charlatán puede tener títulos universitarios formales, incluso doctorales. También puede ser alguien sin carrera; puede ejercer la medicina occidental clásica, una pseudociencia o ambas. Hoy en día es común que una sola persona ejerza *reiki*, homeopatía, reflexología, dietas extravagantes, acupuntura en sus diversas modalidades, etcétera. Cada vez más médicos con títulos universitarios genuinos asumen este perfil. Es común que «le den al cliente lo que pida». Si estas personas no cobraran por sus servicios y no aceptaran donativos, podría pensarse que realmente creen en lo que hacen, aunque no tenga sustento científico. Para muchos pseudocientíficos, esta es su forma de vida.

Habrá que distinguir las medicinas autóctonas, a los chamanes, a las personas que no lucran y que reúnen conocimientos transmitidos por generaciones, muchos con significados de orden ceremonial. ¿Quién duda hoy en día de los efectos reales de plantas ligadas a culturas milenarias, como el peyote, la ayahuasca, el opio de la amapola...? ¿Qué mexicano no aceptaría un té de hierbabuena (menta) cuando el espasmo del intestino irritable no le deja dormir? Tratándose de hierbas de uso común en las hierberías del centro de Guadalajara, sugiero ver a García de Alba, 2012 (1).

Definamos charlatán: Según el *Diccionario de la lengua española*, un charlatán es un embaucador, engañador, embustero que habla mucho y sin sustancia (merolico, chachalaca, entre otros) (2). En español mexicano, se adiciona que el charlatán «presume conocimientos que no tiene». *El Diccionario del Español de México* relaciona la charlatanería con la política y la publicidad (3).

El charlatán engaña a todos, letrados e iletrados

Es importante desmentir el mito de que los charlatanes solo engañan a personas con bajo nivel escolar o económico. Por el contrario, la historia de milenios demuestra que «la charlatanería sigue conquistando con la palabra a cualquier persona de todo nivel socioeconómico» (Mendoza y otros, 2018; citado por Moreno—Castro (4)). Buena parte de esta columna se referirá al trabajo de Carolina Moreno Castro sobre los relatos acerca de la charlatanería en el mundo occidental desde alrededor del año 1400 (4). No es fácil distinguir la charlatanería del esfuerzo profesional honesto, y pone el ejemplo de Francisco José Balmis, quien dirigió la *Real Expedición Filantrópica de la Vacuna de la Viruela*. Durante el periodo de 1803 a 1810, Balmis había traducido tratados internacionales sobre la naciente vacunación.

A partir de su experiencia y conocimiento, y sin buscar ganancia material, transportó la vacuna contra la mortal viruela desde España a México por el único medio posible en la época: aplicando **linfa** fresca (líquido subcutáneo) en aplicaciones sucesivas en el hombro de cada niño. Así, hasta llegar al puerto de Veracruz y seguir reproduciendo la vacunación (4). Una proeza científica y humanista, sin duda.

Note, estimado lector, la solidez de las teorías científicas detrás de la proeza: «La viruela es infecciosa, se pasa de persona a persona. La vacuna derivada de la aplicación de la vacuna del ganado que ha protegido a los ordeñadores de la mortal viruela, ha protegido a las personas como demostró Jenner. La vacuna se mantiene eficiente si la linfa de un vacunado se pasa a otro…». Como nota, si yo fuera homeópata, diría: «¡Qué maravilla!». «Lo similar cura a lo similar». Pero resulta que los homeópatas se oponen radicalmente a las vacunas (los seguidores coherentes de Samuel Hahnemann). Ya llegará el turno a este tema casi tabú.

Sigo. Balmis regresó a España y dijo:

> «Yo regresé a España, no como los charlatanes y los curanderos que, vendiendo sus drogas, han sacrificado a los pueblos para llenarse los bolsillos, sino como un profesor instruido en la materia, deseoso de procurar el bien público» (4, p. 24).

Así, la historia permite ver en la distancia con claridad quién ha sido charlatán y quién un visionario honesto.

En el Siglo de Oro español se llegó a considerar el engaño como ¡arte! El arte de convencer con la verborrea, el «arte de vender pócimas misteriosas y de lejanos lugares». Así, antes y hoy, se sigue prometiendo (entre otras cosas) poblar de pelo el cuero cabelludo de los calvos y «curaciones morales» (como la cura de la envidia con fruta fresca). Romberg (2003), citado por Moreno—Castro (4), distingue entre los curanderos de Puerto Rico a los portadores de sabiduría y medicina popular de los charlatanes impostores.

El desarrollo de la farmacología a partir de la herbolaria y fuentes animales y minerales nos hace recordar a Sylvius (1614—1672), quien teorizó que las terapias podían ser de orden terrestre (plantas, animales, minerales), de origen celeste (sol, lluvia, granizo) y de orden espiritual (consuelo, oración). Un médico bien formado recuerda que originalmente la medicina buscó aliviar muchas veces, curar cuando era posible, pero **CONSOLAR SIEMPRE**. De nuevo aparece la esencia de la medicina: buscar conocimiento para hacer la vida menos dura, reducir el sufrimiento.

Puntos que caracterizan al charlatán

El charlatán tiene remedios milagrosos para todos o casi todos los males humanos. Ofrece al menos una *panacea* que cura, previene toda enfermedad o cualquier padecimiento... La obesidad, la melancolía, la falta de amor, el SIDA, la locura, las secuelas del *COVID persistente*... la diabetes, la falla renal, las demencias, el cáncer.

Edzard Ernst, quien ha dedicado su vida al análisis de las denominadas «terapias alternativas», considera que menos del 5 % de estas terapias tiene algún apoyo científico. El resto (el 95 %) carece de pruebas de efectos específicos (4, p. 36). Este investigador diseñó una lista de nueve puntos que describe al charlatán. Un principio central es que un charlatán verdaderamente comprometido con la charlatanería busca hacerse rico con su práctica, por eso el noveno punto.

Consejos para convertirse en un exitoso charlatán

1. Encuentre una terapia atractiva y dele un nombre fantástico (por ejemplo: «*Bio—decodificación*» suena genial; «*terapia enzimática*», ¡guau!; «*constelaciones familiares*», evocador de lo que me falta...).
2. Invente una historia fascinante (*puede contar con la ayuda de amigos, actores, políticos, gente de la farándula...*).
3. Añada un poco de pseudociencia (*si estudió medicina, enfermería u otras carreras de la salud, úselas sin rubor*).
4. NO OLVIDE AUNQUE SEA UN POQUITO DE SABIDURÍA ANTIGUA.
5. AFIRME TENER UNA *PANACEA* (*después de Donald Trump ya no hay imposibles. Recuerde que sugería usar detergente y cloro para el tratamiento del virus del COVID—19*) (5).
6. Aprenda a tratar con los infaltables escépticos que piden pruebas científicas.

7. Debe aprender a hacer trampas con la estadística y la metodología (*Niegue la existencia de efectos clínicos debidos a los significados psicoculturales de las personas*).
8. Asóciese con los grandes farmacéuticos (*si su producto se empaqueta profesionalmente y se vende en farmacias, sus ventas crecerán como la espuma*).
9. Pida dinero, mucho dinero (*lo suyo no es cosa menor. Recuerde: mientras más caro un producto, más efectivo aparece ante el ojo incauto*).

Las cursivas son del autor de esta columna, el resto es de Edzard.

Hay una práctica creciente de médicos con prestigio personal que «recitan» en congresos y cursos médicos el mensaje que las farmacéuticas les dictan. Incluso la empresa elabora las diapositivas de su conferencia (llegan a exhibir el logotipo empresarial y los derechos reservados de la obra). El otro extremo es que estos profesionales con prestigio científico firman autorías de publicaciones de investigaciones en las que no participaron, y así se esconde el autor real: equipos de la farmacéutica. Desde luego, hay importantes «compensaciones» monetarias. Estos médicos e investigadores son presentados como «*liaison*» de empresa X o Z; el vocablo en inglés oculta que son «representantes o colaboradores» a sueldo de la industria médica. ¿Qué nombre le pondría usted a este que no es charlatán, según la definición de la palabra? ¿Cómo llamarle cuando no declaran que su discurso representa a la empresa de la que son *liaisons*?

Para un resumen final

La charlatanería es la práctica de ofrecer falsamente que se puede curar lo que nadie más puede; se promueven «productos milagro» que lo curan todo, o cualquier cosa que no ha demostrado tener un efecto terapéutico específico. El móvil es la ganancia económica. La charlatanería es un fenómeno muy antiguo que se adapta a los tiempos actuales. La practican personajes con o sin títulos universitarios, como se demostró con el *reiki* o toque terapéutico. Una forma de fraude más reciente es que algunos profesionales de la medicina y ciencias de la salud sirven sin escrúpulos a los intereses comerciales de la industria y no declaran sus conflictos de interés en los espacios y momentos donde vierten sus mensajes.

Referencias

1. https://www.scielo.org.mx/scielo.php?script=sci_arttext&pid=S1607—050X2012000200003
2. https://dle.rae.es/charlatán?m=form
3. Lara, L. F. (2024). *Diccionario del español de México*. Cd. México: El Colegio de México, A.C. p. 592.
4. Moreno—Castro, C. (2019). Charlatanes, *storytelling* y flujos de la información. La fascinación del relato en los discursos sobre salud. En C. Moreno—Castro, & L. Cano—Orón. *Terapias complementarias en la esfera pública*. (pp. 19—51). Madrid: Dextra Editorial.
5. https://elpais.com/internacional/2020—04—24/trump—sugiere—tratar—el—coronavirus—con—una—inyeccion—de—desinfectante—o—con—luz—solar.html

Homeopatía

Sí, estimado lector, la homeopatía es una pseudociencia: no sigue el método científico, no hay pruebas de que sus píldoras o soluciones tengan principios activos con efecto específico. Sus resultados clínicos son el resultado de «La respuesta al significado» que explicamos y que antes era conocido como «efecto del placebo» (1). Contaré algunos casos reales y haré una explicación concisa del origen y desarrollo de esta forma de «terapia alternativa—complementaria». Hoy en día, ninguna persona sensata aconsejaría usar homeopatía como método anticonceptivo; como sustituto de la insulina en diabetes tipo 1 y 2; para curar una apendicitis aguda, una litiasis de la vesícula biliar; o, en lugar de la levotiroxina, en el caso de las personas con hipotiroidismo.

Todos estos problemas eran bien conocidos en la época en que se inició la homeopatía, pero ni esta ni la biomedicina sabían cómo resolverlos. La insulina, por ejemplo, no se descubrió hasta principios de mil novecientos veintiuno.

El surgimiento de la homeopatía

La teoría de que «lo similar cura a lo similar» (*homeo* = similar, *patía* = enfermedad) es obra de Samuel Hahnemann (1755—1843). Este personaje se graduó en medicina en 1779 en Erlangen, Alemania, en la época en que los tratamientos médicos eran básicamente purgantes, eméticos y sangrías (2). En esos años llegó a Europa la corteza del árbol peruano de la quina, llamado cinchona por los españoles. Hahnemann ingirió el polvo de esta corteza para probarla en sí mismo; le provocó fiebre. Así dedujo que el polvo de la quina debía servir para tratar «fiebres» porque tuvo este efecto sobre él. Este razonamiento era sesgado, pues un siglo antes (1633), jesuitas españoles ya habían comunicado que este remedio era usado por los indígenas peruanos para tratar el paludismo (malaria), que se presenta con fiebres altas. En ciencia, es aceptado que un solo caso no genera conocimiento general ni permite generalizar. Y con la sola experiencia de la cinchona en sí mismo, creó el principio de que los síntomas que causa una sustancia en personas sanas curan las enfermedades que se manifiestan con los mismos síntomas. El método científico obligaría a usar las mismas dosis de cinchona en muchos sujetos, comparándolas con las de un grupo control para verificar si el efecto febril es significativamente mayor en el grupo con cinchona. El razonamiento de Hahnemann no era científico. En 1795, creó su sistema, al que llamó homeopatía, y combatió a aquellos homeópatas que hacían acuerdos con la medicina académica, a la que puso el nombre de «alopática» (*allos* = diferente) (2). Hahnemann tomó la precaución de usar dosis extremadamente diluidas (3).

Hay que reconocerle al fundador de la homeopatía que hiciera caso al principio de «la dosis es lo que hace a algo venenoso», de Teofrasto Paracelso (1493—1541), fundador de la toxicología. Paracelso fue el primero en resolver casos de sífilis tratándolos con ¡mercurio! Y lo hizo tres siglos antes de la época de Hahnemann (4).

La homeopatía llevó al extremo las diluciones de los medicamentos. Al acto de diluir progresivamente los extractos de las fuentes naturales que se conocían en la época, Hahnemann lo llamó *potenciación*. También al acto de agitar sus soluciones lo renombró «sucusión». E invocó un principio metafísico según el cual sus procedimientos activaban una «fuerza oculta» que otorgaba el poder de curar a las diluciones extremas (3). Es decir, no hay una teoría subyacente en el sistema de Hahnemann que se base en las ciencias físicas.

Diluir en procesos repetitivos

Hahnemann partió de extractos alcohólicos concentrados de sustancias naturales; tomaba dos gotas y las diluía en noventa y ocho gotas de licor, batía («sucusionaba») la mezcla; a partir de ese momento, tomaba una gota de la solución y la diluía, a su vez, en noventa y nueve gotas del mismo licor. Así lo hacía hasta por treinta ciclos. Esto plantea un serio problema: ¿Cómo verificar la calidad de los principios activos de los medicamentos homeopáticos cuando no es cuantificable su contenido, salvo su contenido de azúcar o alcohol? ¿Quién supervisa a los laboratorios que producen los medicamentos homeopáticos?

Dada su confrontación con su propio grupo de convencidos debido a su postura de que no se administrara más de un medicamento (lo que él llamaba «no polifarmacia homeopática»), Hahnemann fue relegado en 1836 de las organizaciones homeopáticas y murió en la pobreza (3).

La revista *Nature* se desdijo en 1988

El 4 de junio de 1988, el inmunobiólogo Jacques Benveniste publicó en la prestigiosa revista *Nature* que una dilución homeopática de anticuerpos producía cambios en los glóbulos blancos (un estudio en probeta). Pero el editor de *Nature*, John Maddox, y expertos en fraudes científicos echaron por tierra la credibilidad de la publicación, y se concluyó que se trató de una ilusión óptica del investigador (2. P.591).

En Australia se declara infundada la supuesta efectividad de la homeopatía

En 2015, el Consejo Nacional de Investigación Médica y de Salud del gobierno australiano publicó un resumen de una investigación de cincuenta y siete revisiones científicas de estudios homeopáticos y concluyó que no había pruebas de su eficacia en enfermedades humanas, más allá del efecto placebo (la respuesta a los significados) (5).

Dos casos reales que atendí personalmente

Durante diez años en urgencias en el primer nivel de atención en el IMSS, tuve diversos casos relacionados con la homeopatía; les relataré dos de ellos. El primero fue un muchacho de dieciséis años con diabetes juvenil (tipo 1) que llegó con deshidratación severa, acidosis metabólica y glucosa en sangre elevada. Un típico caso de cetoacidosis diabética; hacía unas semanas, había abandonado sus inyecciones de insulina por indicaciones de un homeópata. Lo tratamos convencionalmente con hidratación intravenosa y pequeñas dosis de insulina rápida; al día siguiente, estaba comiendo y fuera de peligro.

—Yo le creí realmente a la doctora homeópata, porque es también doctora general —nos dijo la madre.

Caso 2: Una mujer de cuarenta y cuatro años consulta en urgencias con fiebre, piel áspera (le decimos apariencia de *lija*), líneas de *Pastia* (puntos hemorrágicos en la cara anterior de los codos) y secreción purulenta en la faringe. La traté con una sola inyección de penicilina benzatínica. Volvió dos días después, ya estaba mejor; traía a sus dos hijos de siete y doce años con el mismo cuadro. Escarlatina típica. Los traté igual que a su mamá, y le pedí que buscara asignarse a la consulta de un médico de familia.

—¿Por qué el homeópata no me pudo curar? ¿Por qué no me dijo que esto se llama escarlatina? —preguntó la señora.

El homeópata es también médico titulado, un cirujano que trabajaba de forma privada y en una institución pública. Mis respuestas en ambos casos fueron similares: —Esas preguntas son para su homeópata; lo que yo traté es algo conocido en la medicina hace siglos...

La respuesta a los significados vale para todo tipo de terapia

La homeopatía y la biomedicina coinciden en la formación de sus respectivos estudiantes; les enseñan que el resultado terapéutico proviene únicamente de los supuestos efectos específicos de los tratamientos que ambos utilizan. No mencionan el poder terapéutico o dañino que la personalidad del terapeuta podría tener. Ambos niegan el efecto físico y mental de la respuesta a los significados. En otras palabras, la biomedicina y la homeopatía niegan la contribución de factores culturales y psicosociales en los fenómenos clínicos.

La gran diferencia entre la homeopatía y la farmacología médica reside en que la farmacología ha logrado una efectividad muy superior para modificar los procesos fisiológicos del organismo, destruir bacterias y virus, generar inmunógenos (vacunas), entre otros aspectos. Lo mismo aplica para trastornos mentales severos. Las pseudociencias médicas, por definición, carecen de las aportaciones de siglos de cuidadosos descubrimientos acerca de la salud y enfermedad biológicas. Como dejé claro en el capítulo previo, no todos los pseudocientíficos son charlatanes; pueden estar equivocados en sus teorías y aun así ayudar por medio de los significados positivos que transmiten a sus pacientes, y lo hacen sin buscar el lucro.

La antropología médica aporta pruebas convincentes de que los factores psicosociales y culturales, además de sumarse a la evidencia existente, tienen impactos biológicos objetivamente demostrables. Esto ya lo expuse al hablar del concepto erróneo de «efecto placebo», que debería enseñarse como *respuesta a los significados* (1).

Los riesgos de las pseudociencias son, en mi opinión, semejantes a los de consultar a médicos incompetentes o fraudulentos: tratar equivocadamente al paciente, como en los ejemplos que relaté; explotarlos económica o psicológicamente; o medicar superficialmente síntomas y enfermedades que enmascaran problemas subyacentes más graves, biológicos o psicológicos, que persisten o se agravan por ignorancia, incompetencia o incomprensión por parte del paciente o su familia.

La homeopatía, la práctica de prescribir sustancias extremadamente diluidas, no cuenta con la validación del método científico, ni se ha comprobado que sus medicamentos contengan principios activos.

Su principio teórico de que lo semejante cura lo similar, no ha sido validado poblacionalmente; es, por tanto, una pseudociencia.

Los efectos terapéuticos que se observan con tratamientos homeopáticos pueden explicarse por el concepto de «*respuesta a los significados*».

En mi opinión, el médico homeópata y su paciente establecen una relación terapéutica donde ambos niegan el contenido psicológico del tratamiento. En ese contexto, las píldoras o gotas que se prescriben son un símbolo que permite a ambos mantener la negación de la psicoterapia en la que participan.

Referencias

1. https://quierotv.mx/2024/11/09/el—efecto—placebo—es—un—error—conceptual—no—corregido
2. Anónimo. (1993). «Los inicios de la homeopatía». En L. Cortina, & R. Fenollosa, *Crónica de la Medicina* (págs. 258—259). Barcelona: Plaza & Janes.

3. Mez—Mangold, L. (1989). «Samuel Hahnemann». En L. Mez—Mangold, *A History of Drugs* (págs. 143—148). Basle, Switzerland: Editions Roche.

4. https://www.bbc.com/mundo/noticia

El poder de las creencias en medicina

Estimado lector: En columnas pasadas he descrito cómo la medicina surgió con la intención de consolar, curar y sanar al semejante desvalido. Y cómo, para cumplir su razón de ser, se fue acercando lentamente del conocimiento meramente observacional inicial al método científico posterior. Es de suponer que en sus inicios, los médicos—curanderos invocaron la inmensa fuerza de la naturaleza que sus sentidos percibían y suplicaron a los espíritus que, según suponían, manejaban el mundo. Creer que la parte espiritual humana —sentirse a merced de una fuerza inconmensurable— ha desaparecido en solo quinientos años de Ilustración y alrededor de ciento cincuenta años de avance científico—tecnológico es una ilusión. Recuerdo la película «*Macario*», actuada por el insigne Ignacio López Tarso (1925—2023): La Muerte le había dado a Macario un agua milagrosa para *salvar* a los pacientes, pero solo podía salvar a aquellos que la Muerte le permitía. La humanidad persigue el objetivo de encontrar esa «agua—panacea» y en todas las épocas encuentra a los charlatanes que se la ofrecen. Por eso he descrito en esta columna —sin ánimo peyorativo— las características científicas de la medicina y su convivencia con un número creciente de pseudociencias.

Pero para comprender mejor las complejas interacciones que se dan en el ámbito objetivo—subjetivo en el tratamiento de enfermos, en esta columna ofreceré un ejemplo del sutil papel que ejercen las creencias culturales en los desenlaces de salud. Para ello, adopto como «cultura» el concepto de Michael Cole: «una serie de conexiones a modo de red entre los humanos que delimita las acciones posibles, al tiempo que las facilita». Por tanto, no existe una determinación estricta de los resultados de una acción en un contexto determinado (1). Las creencias forman parte de esas redes culturales. Veamos un ejemplo.

Una mujer indígena en trabajo de parto difícil

Adler (2) relata el caso de una indígena en una situación de *distocia* del canal del parto (parto difícil). El cuello uterino no se dilataba y el fatigoso trabajo de parto se prolongaba. El chamán comenzó a entonar cantos consagrados en su cultura, compartida con la paciente. El canto del chamán relataba que en el interior de la mujer se libraba una batalla entre los espíritus malignos, que querían retener al bebé, y los espíritus buenos de los ancianos tribales (antepasados), que buscaban liberarlo. Esa lucha se expresaba en cada contracción y dolor que sentía la mujer. El chamán acompañaba decididamente a la parturienta y procesaba junto con ella sus perturbaciones psicofisiológicas. Al terminar el canto, el cérvix se relajó y se produjo el parto. La biomedicina puede explicar el caso como un proceso de imaginación guiada, trance, hipnosis o respuesta de relajación. Viéndolo más sencillamente, se trata del acompañamiento y la compartición de una narrativa aceptada mutuamente: una conexión cultural. A la parturienta se le proporcionó una forma de comprensión coherente de lo que estaba pasando dentro de ella, junto con la sincera preocupación compasiva por su bienestar. La parturienta fue capaz de relajarse y autocorregir sus procesos fisiológicos. Desde la subcultura médica (inseparable de la cultura Occidental en sentido amplio), la explicación del chamán es errónea; pero es totalmente coherente con la narrativa mutuamente aceptada por la indígena y el curandero. En este punto, Adler afirma que los médicos en la cultura Occidental ejercemos el poder de los curanderos con los pacientes que comparten nuestra visión del mundo (2). Yo creo que por eso los charlatanes de hoy usan palabras del lenguaje científico y técnico que son parte de nuestra cultura global contemporánea, es decir, se presentan como pseudociencias.

Por otro lado, la sociedad actual es sumamente diversa: las diferencias de creencias en salud son considerables entre generaciones, clases sociales y niveles educativos. Además, la proliferación de la información falsa (*fake news*) dificulta enormemente la comunicación médico—paciente. Esto crea la imperiosa necesidad de educar al médico en formación para que «*desarrolle una personalidad terapéutica y versátil para muchos tipos de personas*» (3). Sin embargo, esto no ocurre; la educación médica en México se centra exclusivamente en el aspecto técnico de la profesión. Se deja fuera, por ejemplo, la «experiencia de vivir con la enfermedad» y la importancia de las creencias compartidas sobre la salud.

Cierre

Como he dicho en capítulos previos, la medicina general dejó de ser enseñada después del Informe Flexner hace cien años. En la década de 1960, las élites universitarias y los sistemas de salud reconocieron la necesidad de volver a formar médicos generales que vieran a los pacientes como una unidad biopsicosocial. En México, lamentablemente, esto derivó en un modelo de clasificador de familias que desconocía importantes aportaciones de la antropología médica. El resultado es que los cuidados de salud se ubican solamente en la esfera de lo biológico, y se intenta compensar, en el primer nivel de atención, aplicando conceptos útiles para los psicólogos y psiquiatras en sus respectivos ámbitos. Estos riesgos ya fueron advertidos por Michael Balint y su esposa Enid desde mil novecientos sesenta (4,5,6,7), y de nuevo señalados por

Ian McWhinney (8). Un buen comienzo para los médicos que deseen explorar el camino que expongo es la lectura del artículo de Kleinman (9).

La antropología médica ha demostrado sólidamente que las creencias culturales de las personas son de gran importancia en los resultados del proceso salud—enfermedad. La medicina familiar o general que no aborda esta área del conocimiento adolece de un recurso fundamental para su ejercicio profesional.

Referencias

1. Cole, M. (2017). *Psicología cultural. Una disciplina del pasado y del futuro*. Madrid: Ediciones Morata.
2. Adler HM. *The history of the present illness as treatment: who's listening and why does it matter? J Am Board Fam Pract*, 1997; 10(1): pp. 28—35.
3. Monrouxe, L. V. (2010). «Identity, identification, and medical education: why should we care?» *Medical Education*, pp. 40—48.
4. Balint, M. (1966). «El lugar de la psicoterapia en medicina». En M. Balint y E. Balint, *Técnicas Psicoterapéuticas en Medicina* (Vol. Capítulo 15, pp. 133—148). México, D. F.: Siglo XXI.
5. Balint, M. (1969). «The structure of the training—cum—research—seminars. Its implications for medicine». *Journal of Royal College of General Practitioners*, 17, pp. 201—211.
6. Balint, M. (2000; 2.ª ed. 1963). *The doctor his patient and the illness*. Edinburgh: Churchill Livingstone.
7. Balint, M., & Balint, E. (1966). *Técnicas psicoterapéuticas en medicina*. México: Siglo XXI.

8. McWhinney. (1996). «The importance of being different». *British Journal of General Practice*, 46, pp. 433—436.

9. Kleinman, A., Eisenberg, L., Good, B. (1978). «Culture, illness, and care: clinical lessons from anthropologic and cross—cultural research». *Annals of Internal Medicine*, 88: pp. 251—258.

El niño como síntoma de la madre

He dicho en estas columnas que no se forman médicos generales desde mil novecientos veinte, tras el informe Flexner. No me refiero a que no se expidan los títulos de «Médico general» o «Médico cirujano y partero», como el mío, de mil novecientos setenta y nueve. Me refiero a que no se incluyen en la formación médica conceptos y prácticas esenciales de la medicina general. Hoy presento un caso real —cuyo mérito es de mi esposa, doctora en sociomedicina— que me lo compartió hace tiempo.

Se describe la ansiedad de una madre, manifestada como preocupación excesiva por su hijo.

«¡Mi niño está muy mal, doctora! ¿No le va a dar antibiótico?»

En las abarrotadas salas de urgencias de un hospital público, una madre de aspecto angustiado se presenta con su hijo de once meses (*Juanito*, nombre ficticio), a las tres de la mañana, en plena madrugada. Relata que Juanito presenta dificultad respiratoria, tiene mucha fiebre y lo percibe muy enfermo. Cree que tiene neumonía. Le ha aplicado diversos vasoconstrictores nasales en aerosol, así como medicamentos orales —los llamados antigripales de venta libre en las farmacias mexicanas— y nebulizaciones. Estos fármacos resecan en exceso la nariz y la boca. La enfermedad de Juanito se inició siete días antes de la consulta que se describe.

La exploración física meticulosa no revela fiebre ni alteración pulmonar u otológica. Su saturación de oxígeno es normal, al igual que su función cardíaca, estado de alerta e hidratación. Presenta las fosas nasales muy resecas, con costras de moco seco, lo que le obliga a respirar por la boca abierta; a su vez, esto le provoca dolor faríngeo. Juanito padece una infección respiratoria aguda alta no complicada y los efectos adversos de medicamentos inapropiados para su cuadro.

Lo que debió manejarse únicamente con analgésicos, una alimentación con adecuada hidratación y lavados nasales con solución salina isotónica, ha sido excesivamente medicado por prescripciones anteriores. La madre refiere que Juanito enferma con frecuencia, que lo lleva a varios médicos y que no le prescriben los medicamentos que considera necesarios.

La explicación de que la infección viral que padece el niño se resolverá favorablemente no satisface a la angustiada madre; su ansiedad persiste. Sale insatisfecha de la consulta con la única indicación de instilarle gotas de suero fisiológico en las fosas nasales hasta reblandecer el moco. Se le indica que puede traerlo a consulta si surge alguna complicación, pero que, mientras tanto, debe continuar con el seguimiento de su médico general.

Este tipo de caso es frecuente en los sistemas de salud: el paciente de fondo es una madre con una profunda carga emocional que le genera angustia, y la aprehensión por el niño constituye un síntoma de ello.

La consulta del niño como síntoma de la enfermedad de los padres

Michael Balint, hijo y él mismo médico general, además de psicoanalista y doctor en química, describió un patrón de consultas frecuentes en las que la madre o el padre llevaban a sus hijos menores de edad con cuadros clínicos poco definidos o problemas leves (1). En ocasiones, el problema del niño era ficticio; por ejemplo, «el niño tuvo tos toda la noche». El médico, sin experiencia, revisaba cuidadosamente al menor sin encontrar signos clínicos anormales, ni siquiera la más mínima tos. En este tipo de casos, cuando el médico cree que la consulta ha terminado, la paciente le dice: «Doctor, a propósito, ¿no me podría hacer un examen de embarazo? Mi menstruación no me ha llegado». Este tipo de consulta se denomina «Boleto de entrada»: la consulta del niño funciona como un «boleto» para poder hablar con el médico acerca de un tema reservado (2).

En el caso de Juanito, se trata de un problema más profundo que un «boleto de entrada»; a veces es el resultado de la disfunción de la pareja parental (padre—madre), que conduce a una consulta en la madrugada para dirimir disputas conyugales. Otro escenario, más profundo aún, es la ansiedad crónica del padre o de la madre, que busca atención para sí mismo, pero no logra articular conscientemente su necesidad. Un médico general bien formado en los conceptos que describo reconocería que podría estar ante un episodio de «**Consulta del niño como síntoma de la enfermedad de los padres**», y con sincera compasión y ecuanimidad podría dirigirse a su paciente de esta manera:

—Le aseguro que Juanito va a estar muy bien si le retira los medicamentos que le resecan la nariz y que podrían intoxicarlo. —Hizo una pausa el médico—. —Ahora, si me permite, la he visto angustiada... ¿Hay algo que quisiera platicarme? Cualquiera que sea... me gustaría escucharla.

Desde luego, esta conducta es imposible a las tres de la mañana en un hospital abarrotado de urgencias mayores y atendido por médicos que han estado trabajando por ¡treinta y seis horas continuas! De hecho, son síntomas sociales de la carencia de médicos generales que comprendan la profundidad de su quehacer. En cada consulta, los médicos generales debemos distinguir la prioridad a atender, ya sea el aspecto biológico o el psicosocial.

Costos sociales y del sistema de salud por la ausencia de médicos generales de «alto desempeño»

De este breve relato de un caso —del tipo de los miles que se presentan diariamente en todo el país, ignorados en las estadísticas— se desprenden consecuencias muy claras. La ausencia de médicos generales (y de los denominados especialistas en medicina familiar en México), expertos en los conceptos que describo, genera, a lo largo y ancho del país, un incremento de las consultas en los servicios de urgencias de clínicas y hospitales. Esto origina un exceso de medicación, ya que los médicos incapaces de abordar el componente psicosocial y cultural de la medicina general prescriben fármacos, exámenes de laboratorio o derivaciones a hospitales. De esta manera, se generan costos económicos, complicaciones (como en el caso ilustrado) y se fomenta en el paciente la falsa creencia de que con determinado medicamento «se curó de su gripe». Peor aún, sin duda, cuando se utilizan antimicrobianos, lo que conlleva la generación de resistencias bacterianas (y las ganancias de las farmacéuticas).

También, con el ejemplo podrán ver que si un niño o un adulto usan «pildoritas homeopáticas» para tratarse la «gripe común», no tendrán resequedad de la nariz debido a la ausencia de principio activo en dicha medicación. Pero, al mismo tiempo, no podrán tratar el problema del «boleto de entrada» ni el «síndrome de la consulta del niño como síntoma de la enfermedad de los padres». El problema de fondo persiste, y la ansiedad crónica, así como un estilo particular de uso de los servicios médicos que fomenta en gran medida la medicina privada (que propicia la dependencia del paciente en lugar de promover su autonomía informada), se están transmitiendo a una nueva generación.

Conclusión

México necesita transformar positivamente los programas educativos del pregrado y los de la especialidad de medicina familiar. Lo que he descrito es apenas la punta del *iceberg* de los cambios educativos necesarios.

He puesto un ejemplo real de una consulta innecesaria a las tres de la mañana en un hospital. Innecesaria desde la *óptica biomédica*, pero sintomática de la ausencia de médicos generales capaces de discernir que una consulta pediátrica es, en realidad, una llamada de auxilio de una madre con ansiedad de larga evolución. A esto Michael Balint —quien lo describió trabajando con médicos generales ingleses— le llamó la **«consulta del niño como síntoma de la enfermedad de los padres»**.

Referencias

1. Balint, M. (2000, 2.ª ed.; original de 1963). *The doctor his patient and the illness*. Edinburgh: Churchill Livingstone.
2. McWhinney & Freeman T. (2016). «The family in health and disease». En: *Textbook of Family Medicine*. New York: Oxford University Press.

La conspiración del anonimato

Continúo explicando conceptos generados en el campo de la medicina general y familiar (MG); en esta columna describo la «conspiración del anonimato» descrita por Balint a mediados del siglo XX. Como muchos otros conceptos relevantes para la administración de los sistemas de salud, no hay estadísticas y, por lo tanto, la situación en la que ninguno de los médicos que participan en la atención de un paciente concreto se responsabiliza de su manejo global, no se visibiliza. ¿Cómo suena una orquesta de virtuosos sin un director con un plan preciso y un fuerte papel reconocido por todos?

La conspiración del anonimato

El concepto provino de las historias que se narraban en los Grupos Balint entre las décadas de 1950 y 1960 (1). Ocurría cuando se enviaba a pacientes particularmente complejos a los médicos hospitalarios (hospitalistas), y cuando el paciente era devuelto con una carta en la que se especificaba que, dentro de la especialidad del hospitalista, «no había nada que ofrecer al paciente». Esta situación dejaba al MG desprovisto de soluciones para el problema de su paciente. Los enredos se multiplicaban cuando el MG solicitaba la intervención de más de un hospitalista para el mismo paciente. El resultado es que las sugerencias o indicaciones de medicamentos u otros tratamientos a menudo se formulaban sin conocimiento mutuo de lo indicado por cada especialista y basándose únicamente en datos biomédicos. **Y en ese punto, ninguno de los médicos asume la responsabilidad global del caso** (2). Hay elementos subjetivos en todo esto que provienen de la formación del MG, siempre supeditado a la figura del profesor—hospitalista durante el pregrado de medicina y en la especialidad de medicina familiar. La investigación en MG ha mostrado que muchas veces el médico de Atención Primaria se sitúa —subjetiva y semiconscientemente— en la posición de alumno de su maestro hospitalario, y este, a su vez, asume el papel de maestro y toma decisiones sin conocer al paciente; por ejemplo, ignora su contexto familiar y los significados emocionales asociados, así como sus preferencias y creencias culturales. La relación profesional que sirve a los pacientes no es la de médico general—hospitalista en una relación de alumno—maestro, sino la de dos profesionales que colaboran en pie de igualdad para beneficiar a un paciente concreto (2). Un principio importante cuando se presenta «la conspiración del anonimato» **es que el médico general debería asumir la responsabilidad de interpretar y aplicar las opiniones de los hospitalistas de la misma manera que interpreta y evalúa los resultados de los exámenes de laboratorio (2).** En otras palabras, el MG debe sentirse libre de adoptar o de ignorar el consejo del hospitalista (2). Esta postura adquiere mayor relevancia cuando el intercambio entre MG y hospitalista se realiza únicamente mediante correspondencia, sin comunicación interpersonal directa. Cuanto más indirecta sea la interconsulta, mayor será la tendencia a generar la «colusión del anonimato» (2). Los médicos generales que trabajaron con Balint durante más de diez años reconocen los peligros de referir pacientes a especialistas y, en ocasiones, la inutilidad de dicho acto. Referir a los pacientes puede eximir temporalmente al MG de su responsabilidad, aunque más tarde puede recibir un paciente más complicado e irresoluto (3). La voz popular en México conoce el fenómeno como «pasarse la bolita» para describir cuando nadie asume la responsabilidad de una situación concreta. Otro elemento de complicación es que cuando un paciente regresa con su MG a menudo le acompaña un vacío de información, «cabos sueltos», datos de laboratorio incompletos, e información parcial, mal comunicada o incorrectamente comprendida. Es necesario recordar, como señalaban los clásicos de la MG, que «Médico de Atención Primaria» implica tener la responsabilidad primaria por el paciente, no solo de ser el «médico de primer contacto». En este panorama es fácil comprender lo que ocurre cuando a un mismo paciente lo atienden varios médicos generales, como en servicios de urgencias de la misma clínica, con médicos eventuales o mediante sistemas de fila única.

Un principio universalmente aceptado de la MG es la «continuidad de la atención»; si este se mantuviera como política normativa en los sistemas asistenciales del país, se podría reducir la «colusión del anonimato». Este principio fundacional de la medicina general, que resurgió entre 1960 y 1970, sigue olvidado, y, por ello, su efectividad permanece subdesarrollada. Termino con un extracto de mis apuntes de un libro de Ian McWhinney de 1997:

> «¿Qué es una consulta? Es un episodio de una larga relación, una consulta no termina una historia. Se guardan recuerdos para la siguiente consulta y los temas por completar en el futuro. El registro en el expediente clínico no puede contener la información que no es posible poner en palabras. Recordemos que el conocimiento es tanto explícito como tácito. El clínico debe reflexionar y monitorizar sus sentimientos movilizados durante el encuentro. Debe aprender de cada episodio. Si no lo hace, sus sentimientos pueden dañar a su paciente (4 P.147).»

¿Estamos enseñando esto en la residencia de medicina familiar en México?

La «**colusión del anonimato**» es un concepto del *corpus* de conocimientos de la medicina general que advierte que cuando varios médicos intervienen en el diagnóstico o tratamiento de un paciente, especialmente cuando el médico general interconsulta a médicos hospitalarios, se diluye la responsabilidad en la toma de decisiones y, a menudo, nadie se responsabiliza del plan global de atención al paciente.

Referencias

1. Balint, M. (2000, 2.ª ed.; original de 1963). *The doctor his patient and the illness*. Edinburgh: Churchill Livingstone.
2. Rakel, R. E. (1993). «Using consultants». En: R. E. Rakel, *Essentials of family practice* (páginas 143—151).
3. León—Sanz, P. (2023). *La revisión emocional del encuentro médico—terapéutico en M. Balint, P. Freeling y K. Browne (1957—1967). Asclepio*, 75(1), e—04.
4. McWhinney, I. R. (1997). *A Textbook of Family Medicine*. Segunda edición. Nueva York: Oxford University Press.

La compañía de la inversión mutua

El capítulo «La conspiración del anonimato» está en conexión directa con el tema presente. «La compañía de la inversión mutua» es una metáfora extraída del mundo industrial y financiero. Mientras más dinero invierten los accionistas de una compañía bien planeada, es posible que con el paso del tiempo reúnan un capital mayor que el que han depositado. La metáfora es ingenua hoy, dado que en mil novecientos sesenta no existían las criptomonedas y el capital financiero no circulaba por internet en milisegundos de un rincón del globo a otro. No obstante, este concepto sigue siendo vigente en la relación médico—paciente.

La compañía de la inversión mutua

Se trata de los acomodos y compromisos mutuos que el médico y el paciente establecen para construir una relación que logre efectos terapéuticos (1). De este modo, se abona a la relación y se la cuida. Ambas partes reconocen que la relación tiene la finalidad de mejorar la salud del paciente; pero, como en toda relación humana duradera, debe existir un equilibrio de esfuerzos y beneficios. Una relación desequilibrada se desgasta y se romperá ante la aparición de estresores. Lo que subyace a la «inversión mutua» es que la relación se inicia y se mantiene por común acuerdo. Si a alguien se le impone un médico que no es de su agrado, es muy difícil que haga la inversión de confianza inicial necesaria para darle una oportunidad a la relación. Si el médico es indiferente, desanimará al paciente a darle el beneficio de la duda. Por el contrario, si el médico es atento y entusiasta, es posible que usted le confíe sus problemas de salud, creencias, emociones y expectativas, incluso algún secreto. En la medicina general, la «Compañía de la inversión mutua» es esencial; de ella dependen el consumo de fármacos, los exámenes de laboratorio, las interconsultas al hospital, la aceptación de medidas preventivas, el esfuerzo en los cambios de vida que requieren las enfermedades agudas y crónicas, y más.

¿Qué hace que unos médicos sean más aceptados que otros para construir relaciones mutuamente satisfactorias y a largo plazo?

Desde luego, la pericia técnica es indispensable; la mayor parte de las personas no consultarán a un médico torpe e incompetente a menos que no tengan otra opción. Pero hay más factores; incluso el aspecto físico del médico es un componente en la construcción de confianza, sobre todo al inicio de la relación. Por ejemplo, es sabido que los pacientes no gustan de médicos con apariencia de descuido personal, que visten ropa sucia, gastada y no son pulcros (2). De igual manera, a los pacientes no les gusta que los médicos (hombres o mujeres) usen perfumes intensos, se maquillen excesivamente, tengan uñas largas, o porten aretes muy grandes o pulseras ruidosas al explorar a sus pacientes. Estos estudios provienen de épocas previas a los *piercings* y los tatuajes en zonas descubiertas de la piel (2).

La obesidad del médico es también relevante. Los pacientes obesos suelen prestar más atención a los consejos de un médico de figura delgada que al mismo consejo transmitido por un médico obeso. De hecho, los médicos obesos suelen evadir el tema del sobrepeso y la obesidad con sus pacientes (3).

¿Cómo se construye una relación basada en «la compañía de la inversión mutua»?

Este es uno de los serios problemas a los que debería enfrentarse la educación médica y la investigación de la relación médico—paciente en México. Diversos educadores afirman que la educación biomédica es tan importante como la enseñanza para convertirse en un médico con una personalidad de poder terapéutico (4). Mis profesores, en la década de mil novecientos setenta, lo expresaban con la frase: «No solo hay que ser médico, sino parecerlo». En este sentido, un médico general bien formado es técnicamente capaz de diagnosticar si alguien debe ser operado urgentemente por dolor abdominal o si puede esperar, además de entender la ansiedad y tristeza que percibe en su paciente en ese momento. Es decir, posee la sabiduría que aúna la pericia técnica con la capacidad ecuánime y compasiva. Un médico así es capaz de percibir sus propios sentimientos y darse cuenta si siente compasión, rechazo o una severa molestia por su paciente, o si se siente irritado por quien acompaña al enfermo. Al hacerse consciente de sus intensas emociones, debe ser capaz de volver al plano objetivo y cumplir con el diagnóstico de si su paciente debe ser operado de inmediato o no. Debe dejar de lado sus percepciones prejuiciadas por la apariencia de la persona que atiende, su clase social, su orientación de género, su tono de voz... Ese es un médico profesional: técnicamente capaz, a la vez que ecuánime y compasivo, a pesar del contexto, muchas veces muy negativo, en el que trabaja. Es el tipo de médico o médica con quien la mayor parte de los pacientes construye una compañía de inversión mutua.

No estamos formando a ese profesional de manera sistemática, ni siquiera se tiene claro su perfil en México. Los escasos médicos profesionales ecuánimes y compasivos se forman por su cuenta y muchas veces a contracorriente en la subcultura médica adversa. Suelen ser sujetos autorreflexivos desde su infancia que resistieron la deformación de sus capacidades compasivas y ecuánimes durante la escuela de medicina y su paso por hospitales.

¿Y la fatiga, el cansancio?

Desde luego, que nadie está hecho de acero y hormigón; todos nos fatigamos. La fatiga abate la capacidad empática, sí. Pero, volviendo al inicio, a quien tiene escasa empatía se le agota en la primera hora de trabajo rutinario. Quien ha sido formado sensiblemente y ha fortalecido su ecuanimidad compasiva soporta mejor trabajar en medio del sufrimiento del otro. Porque recibe recompensas afectivas de sus pacientes, especialmente de aquellos que le conocen y con quienes ha construido «compañías de inversión mutua». Estos médicos reciben recompensas afectivas como la siguiente: «Hoy lo veo muy cansado, *doc*; le iba a platicar unas cosas, pero ya será otro día...».

El sufrimiento solo puede ser aliviado por la compasión genuina, no la lástima y menos la indiferencia. La empatía ayuda, pero muchos pacientes con enfermedades graves prefieren la compasión (5). El agradecimiento sincero y sentir que se hizo lo que estaba en nuestras manos produce **satisfacción compasiva** (6). Así las cosas, la «inversión mutua» es benéfica en la relación médico—paciente.

Cierro

La compañía de la inversión mutua nos recuerda que los humanos somos seres relacionales y que esta se construye sobre la confianza mutua, tanto técnica como humana. Es el corazón de la medicina general: resolver sin antibióticos el caso del niño de seis años con fiebre, poner la sonda uretral al marido que no puede orinar, acomodar en casa el hombro luxado. Guardar el secreto de que la hija mayor no es hermana completa de los demás hijos: «su padre fue el hombre que amé en mi vida»... Cada buen médico general tiene este tipo de historias porque ha generado la confianza para que le sean contadas.

La «compañía de la inversión mutua» puede ahorrar costos materiales y sufrimiento; sin embargo, ni la escuela de medicina la enseña ni las instituciones de salud la promueven. Es un error asumir que «sacar la consulta diaria» es equivalente a ejercer la medicina general a plena capacidad.

La **compañía de la inversión mutua** es una metáfora que ilustra el esfuerzo de contribuir a fortalecer una relación a largo plazo entre el médico, cada uno de sus pacientes y los familiares de este. Su relevancia es enorme para médicos, pacientes, familia, sistema de salud y ahorro de recursos sociales.

Referencias

1. Balint, M. (2000. 2.ª ed. 1963). *The doctor his patient and the illness*. Edinburgh: Churchill Livingstone.
2. Rakel, R. E. (1993). Using consultants. En R. E. Rakel, *Essentials of family practice* (págs. 143—151). Philadelphia: W.B. Saunders.
3. Freeman, T. R. (2016). *McWhinney's textbook of family medicine*. New York: Oxford University Press.
4. Monrouxe, L. V. (2010). Identity, identification, and medical education: why should we care? *Medical Education.*, 40—48.
5. Sinclair, S., Beamer, K., Hack, T. F., McClement, S., Bouchal, S. R., Chochinov, H. M., & Hagen, N. A. (2017). Sympathy, empathy, and compassion: a grounded theory study of palliative care patients' understandings, experiences, and preferences. *Palliative Medicine*, 31(5), 437—447.

6. Gleichgerrcht, E., & Decety, J. (2014). The relationship between different facets of empathy, pain perception and compassion fatigue among physicians. *Frontiers in Behavioral Neuroscience*, 8(243), 1—8. doi: 10.3389/fnbeh.2014.00243.

El diagnóstico profundo

Otro concepto muy importante en la medicina general es «el diagnóstico profundo». Este consiste en reconocer que, además del problema biomédico que pudiera tener el paciente que consulta, es necesario comprender su contexto. Es miembro de una familia, de una comunidad, de una cultura, de un ambiente de trabajo y de un ambiente escolar (1). Desde luego, no es necesario ni prudente querer conocer todo el contexto actual y la historia de vida de un paciente en una sola ocasión y sin que medien importantes razones para profundizar en cada caso.

El diagnóstico profundo y la sociedad de la inversión mutua interactúan siempre

Los conceptos que fueron descubiertos en los Grupos Balint de 1950—1970 conforman las bases de lo que fue publicado después en 1993 como «Método clínico centrado en la persona». Insisto en que estos conocimientos surgieron de los diálogos sobre los procesos de consulta que los médicos generales discutieron durante más de diez años en esos grupos y del trabajo posterior de diversos médicos que se formaron en los grupos Balint originales (2). Para profundizar en el conocimiento del contexto es indispensable generar una relación de confianza mutua.

Ejemplos de la profundización del diagnóstico

Cuando un médico general decide asumir una visión centrada en la persona debe ser consciente de que las personas han consultado a muchos médicos que solo atienden síntomas o enfermedades corporales, limitándose a su campo. Estos pacientes saben que los médicos suelen ver lo contextual como un estorbo para su trabajo. Paso a resumir algunos casos vistos en tales circunstancias. Todos los nombres son ficticios.

Lola, de sesenta y cinco años, viuda desde 1994

Cuando vi a Lola por primera vez, tenía dolor dorsal, artritis severa en ambas rodillas, y tomaba siete medicamentos: analgésicos, antiinflamatorios, sedantes y antidepresivos. Tenía, además, un evidente carcinoma basal en la piel de su nariz. Negociamos prioridades y escogió extirparse su neoplasia. Con esto resuelto, la envié al traumatólogo. Ella quería colocarse prótesis en sus rodillas, pero su importante obesidad hacía compleja la cirugía y acortaría la duración de la prótesis metálica; en el futuro, su situación podría ser mucho peor. El traumatólogo desalentó el tratamiento quirúrgico.

A los cuatro meses de conocer a Lola, empezó a sentirse cómoda con un enfoque centrado en la persona y pude ahondar en su diagnóstico profundo. Vivía con un nieto de dieciocho años de edad, adicto a drogas ilegales. El chico era rechazado por su madre desde niño, lo que explicaba mucho de su adicción. Tal rechazo le causaba sentimientos de culpa a Lola, quien dijo textualmente: «No sé cómo crié una madre *desnaturalizada*». Este contexto permitía conocer mejor a Lola. En aquellos años, empecé a asumir conscientemente la postura mental de «compasión ecuánime» (3), destinada a comprender a mi paciente sin prejuicios, en este caso buscando alguna manera de reducir su culpa. Dos meses después, Lola estaba menos triste, tenía menos dolor óseo y dejó algunos medicamentos. Ya no se quejaba mucho de su dolor de rodillas. En ese tiempo me jubilé y dejé de verla, por lo que no avancé en la narración de su vida: desde la infancia, su etapa de casada, y la de su hija y nieto. Esta situación ejemplifica lo que ocurre cada vez que un médico general centrado en la persona cambia de pueblo, de clínica o se jubila. Se lleva con él o ella información fundamental que no puede heredarse al nuevo médico; solo quedan algunas notas aisladas en el expediente, dado que jamás se podrá anotar la total intimidad de un paciente en un expediente al que cualquiera puede acceder.

El caso de «Tere»

A Tere la atendí por casi dos años. La conocí porque fue a resurtir medicamentos para hipertensión arterial; usaba tres medicamentos antihipertensivos y consumía crónicamente omeprazol para síntomas gástricos. Tenía treinta kilogramos arriba del peso ideal. Al principio, mi enfoque fue biomédico. En otra consulta, mostró algunas pistas de que quería expresar algo más profundo: se quejaba de una sensación de estiramiento en los dedos de la mano izquierda, como si aumentaran su volumen; y dio una pista verbal: temía sufrir de artritis deformante como su suegra, quien murió de un sangrado súbito atribuible a la medicación para su artritis. Aquí era clara la necesidad psicológica de consumir omeprazol para no morir como su suegra; se trataba de un caso de **«experiencia prototípica»** (4). Al explicarle que no tenía artritis, sino dolor de tejidos blandos y que esto podría deberse a un exceso de actividad con sus manos, o tal vez a dormir superficialmente con músculos tensos…, vino una catarsis de veinte minutos: narró la separación de su esposo ocurrida ocho años atrás. Estuvieron casados cuarenta años con excelente relación, según relata. Su narrativa comenzó con la certeza de la infidelidad de su marido hace ocho años… Una corazonada le indicó que estaba en un hotel con una mujer. Lo encontró y confrontó tranquilamente, y con ello dio inicio a la separación. No encontró una explicación lógica a la infidelidad. Sus hijos —las hijas en especial— seguían sufriendo dolorosamente el proceso de separación. Al conocer este contexto, interpreté la hipertensión arterial, los síntomas gástricos y otros síntomas como indicadores del proceso de separación conyugal.

Empecé a ver a Tere como una mujer que sufría una lucha interior: se sentía traicionada, cambiada por una prostituta. Necesitaba expresar su tormento para darle coherencia a su vida actual. Máxime, permanecía en ambivalencia: no se divorciaba legalmente para no perder su seguro médico. Pero al mismo tiempo le preocupaba que sus hijas tuvieran sentimientos ambivalentes respecto a su padre. Ocho años en este estado de confusión, de amargura, de ambivalencia. Los síntomas siguieron: un síndrome de atrapamiento de un tendón del pulgar derecho.

Tere comenzó a presentar un ruido respiratorio silbante durante uno de sus muchos viajes de distracción con sus hijas. A esto le siguieron consultas con el neumólogo y medicación adicional. Después de su narración inicial, las consultas se programaron cada dos semanas para seguir profundizando en su historia de vida. Me contó numerosos detalles, pero lo hacía sin contenido afectivo aparente. Le pedí que recordara los sentimientos que guardaba para con su padre. Me contó que, después de que su padre quedara viudo, un día, de pronto, llevó a una mujer a casa. Tere, de doce años, convocó a sus hermanos para echar a la mujer de su casa. Lo lograron, pero su padre siguió viendo a diversas mujeres y tuvo hijos con al menos una de ellas. Su padre bebía mucho y descuidaba a sus hijos. A los catorce años, Tere recibió una golpiza de su padre porque tenía novio. Le hice ver a Tere que el relato de la infidelidad de su esposo se parecía en algo a la conducta de su padre de relacionarse con diferentes mujeres. Hubo un largo silencio. Mas, cuando relacionó que la ambivalencia de sus hijas respecto a su esposo era parecida a la que Tere tuvo con su propio padre, el sentido de todo se hizo más claro. En consultas posteriores, expresó que sigue guardando dependencia emocional de su exmarido; se preocupa por su futuro y está pendiente de su situación económica y de convivencia. Entonces hizo la siguiente pregunta: «¿Qué será más dolorosa, la infidelidad o la indiferencia?»

Mientras traté a Tere, observé que seguía involucrando a sus hijos, especialmente a las hijas, en su disputa conyugal. Tere, al menos, comprendió que suprimía sus fuertes sentimientos hacia su exmarido. Seguía considerando el callado deseo de que este volviera después de ocho años de separación. Para distraer esta enorme batalla interior, Tere vivía inmersa en el calendario de actividades de sus hijos, nietos y unas pocas amigas. En ese momento, ya se había establecido un **diagnóstico profundo** que explicaba la hipertensión arterial, gastritis crónica, obesidad e intolerancia a la glucosa; todos estos concuerdan con la respuesta de estrés crónico de Selye, que hemos abordado anteriormente en este libro y en mis columnas semanales (5). En mi interpretación, las etiquetas biomédicas reflejaban un **sufrimiento psicosocial expresado corporalmente**. Escuchar con respeto y compasión, al ritmo que Tere decidía, alivió en algo su padecer. Las consultas a cardiología, nefrología, neumología, traumatología, alergología, otorrinolaringología y gastroenterología se redujeron. Podría parecer poco progreso, pero los treinta y ocho medicamentos que se registraron en su expediente se redujeron a alrededor de ocho o diez.

El diagnóstico profundo es un concepto de la medicina general que se refiere a conocer poco a poco los contextos e historias de vida, conforme los pacientes nos permiten irnos aproximando. Muchas de las enfermedades crónicas son expresiones de situaciones de vida de larga data. Avanzar en el diagnóstico profundo es una de las habilidades que todo médico general debería desarrollar y cultivar. Describí un par de casos que demuestran su potencial para reducir la medicación crónica. Un estudio de seguimiento de casos que compare resultados a varios años, entre quienes tienen y quienes no tienen un diagnóstico profundo de la persona, daría luz al quehacer y la formación del médico general mexicano.

Referencias

1. Balint, M. (2000; 2.ª ed. 1963). *The doctor his patient and the illness*. Edinburgh: Churchill Livingstone.
2. León—Sanz, P. (2023). La revisión emocional del encuentro médico—terapéutico en M. Balint, P. Freeling y K. Browne (1957—1967). *Asclepio*, 75(1), e—04.
3. Adler, H. M. (2000). The sociophysiology of caring in the doctor—patient relationship. *Journal of General Internal Medicine*, 17, 883—890.
4. Rakel, R. E. (1993). *Essentials of family practice*. Philadelphia: W.B. Saunders.
5. https://quierotv.mx/2024/12/21/estresores—y—respuesta—de—estres—un—gran—ausente—en—la—educacion—medica

El final de la vida y el médico familiar/general

Anteriormente vimos el concepto de médico—medicamento, uno de los más conocidos de Michael Balint; no obstante, también uno de los menos comprendidos. Algunos médicos han supuesto que se trata de que el médico «sea buena persona», «humanista», «empático»; desde luego, estas características deben estar presentes, pero es más que eso. Se trata de un proceso de reconstrucción de la personalidad que implica versatilidad, adaptabilidad y la capacidad de aliviar el sufrimiento de sus pacientes, al tiempo que se mantiene un balance afectivo personal a largo plazo. Esto se pone a prueba al atender a pacientes en agonía, en sus últimas semanas, días u horas de vida.

Nueve días de agonía

El relato que sigue ocurrió en un lapso de nueve días, durante la primera década de este siglo. Omito detalles de lugar y fecha que pudieran identificar al paciente; el nombre es ficticio. Es el caso de Fernando, de setenta y nueve años. Acudo a una visita médica domiciliaria y lo encuentro postrado, paralizado y sin poder emitir palabra. Acaba de egresar del hospital debido a una hemorragia cerebral que le dejó esas secuelas. Los estudios de laboratorio y las radiografías son muy claros: tiene un cáncer diseminado en muchos de sus huesos. El cáncer original, localizado en el pulmón, no pudo contenerse con la terapia farmacológica en el último año. Es hipertenso, pero ahora es muy difícil que tome sus medicamentos; la prioridad son los analgésicos. Es fundamental saber qué tipo de cuidados desea Fernando; la única comunicación posible es plantearle los cursos a seguir y esperar su aceptación o rechazo con los movimientos de su cabeza. Permanecen presentes durante la consulta su esposa e hija, de quienes recibe una atención cálida y muy atenta. Fernando rechaza volver al hospital, pues movilizarlo en su cama para asearlo le causa mucho dolor en huesos y músculos. Por fortuna, sus familiares concuerdan. Me comprometí a seguir visitándolo cuantas veces fuera necesario, con el objetivo de disminuir su dolor físico y sufrimiento. Le expliqué que no tenía sentido limitarle sus deseos de alimentos o comodidades, y que solo vería a las personas que él quisiera. Muy importante era que se respetaran sus ideas espirituales.

—«No quiere a ningún sacerdote en su trance», me dijo su esposa—.

Debíamos buscar el mejor clima de paz física y emocional para él.

Siete días después

Hay un franco deterioro neurológico; no identifica a su hija. Los signos físicos traducen una extensión de la hemorragia cerebral: su respiración es estertórea, con resoplido, y su comisura bucal está desviada. No responde a su nombre, ni siquiera en voz alta. No responde al tacto frío; solo emite quejidos al movilizarlo para cambiar su sábana y el parche sacro. Descarto que el sopor mental se deba al efecto de la morfina, ya que recibió apenas una cuarta parte de su dosis diaria. Los pulmones están bien; no hay neumonía. En esta nueva situación, toda la vía oral para medicamentos, alimentos y líquidos queda anulada. La deshidratación le está provocando acidosis y desequilibrio hidroelectrolítico. Estamos en la fase final; sin hidratación vía venosa, fallecerá en un máximo de tres días. Expliqué a sus familiares que preferían que se le dejara en casa. La esposa se mostró más decidida que la hija. Les dejé mi número de teléfono celular; lo veré mañana. Les indiqué seguir mojando sus labios con gasa húmeda. Dejé abierta la opción de llevarlo al hospital.

Las últimas horas

A las ocho de la mañana, de un domingo, Fernando estaba evidentemente deshidratado; sus pulmones, todavía normales, y su presión arterial, 130/80, también era normal. Les expliqué a su esposa e hija, y ahora también a su yerno, que estábamos llegando a la fase final.

La hija, con los ojos casi en lágrimas, pregunta si no sería bueno que le pusieran líquidos intravenosos. La madre, por el contrario, niega con la cabeza, comprendiendo que tales medidas solo prolongarían la agonía, incluso en su hogar. Deciden esperar; me siento inseguro dada la discrepancia entre esposa e hija. Prometo volver a las ocho de la tarde. Pero recibí una llamada a las tres y cuarenta de la tarde del mismo domingo. Con voz angustiada, la hija me dice que Fernando respira con ruidos y dificultad. Llego en veinte minutos, gracias a que es domingo y el tráfico está tranquilo.

Encuentro a Fernando en francos estertores *preagónicos*. La inconsciencia se ha agudizado, no responde a maniobras dolorosas, hay espuma bucal de un característico color salmón, el tórax lleno de estertores, su frecuencia cardiaca de ciento ochenta por minuto. Es evidente que ya padece un edema pulmonar agudo. Su pulso periférico va desapareciendo, mientras sus extremidades se enfrían y el esfuerzo respiratorio se va debilitando hasta cesar por completo a las cuatro y diecisiete de la tarde. Durante todo este intenso proceso, su esposa estuvo siempre a su lado derecho, sin dejar de tomar la mano de su esposo, mientras yo le limpio la espuma sanguinolenta de su boca; la explicación de que no hay conciencia y, por lo tanto, ausencia de sufrimiento del moribundo tranquiliza. La súbita apertura de los ojos —minutos antes de dejar de respirar—, cual mirada última del cerebro que muere, se explica como un fenómeno normal. Desde mi llegada había explicado que era el momento de rezar si lo deseaban, marcando el acompañamiento final; una amiga de la familia dirige el rezo, había una veladora en la cabecera de su cama junto a un pequeño cuadro con la imagen de la Virgen María (son católicos, aunque Fernando tenía intenso rechazo a los sacerdotes).

Su esposa sollozó genuinamente al ver el último suspiro, se despidió con un beso en la frente; su hija regresó cuando se le comunicó que ya había dejado de respirar (no pudo soportar el drama de los últimos minutos). Dos nietos menores de ocho años se despidieron de su abuelo con un beso. Dejé a la familia un rato a solas con su difunto. Respiré un rato fuera de la habitación; minutos después, empezamos a cumplimentar el certificado de defunción y se lo entregué a la esposa.

Al terminar, les pedí permiso para despedirme de mi paciente; lo hice tocando su frente y diciéndole adiós. La viuda me dio las gracias por habernos acompañado. —Menos mal que estaba usted con nosotros, doctor... —me dijo. Luego me hizo una pregunta inesperada: —¿Me deja darle un abrazo? Recibí un emocionado abrazo, uno muy especial que me hizo sentir profundamente humano, frágil, pero satisfecho, algo que no pude explicar del todo en palabras. Nos despedimos; le dije a la ahora viuda que pidiera una cita en dos semanas o antes si lo creía necesario. Esa tarde de domingo llegué a casa, mi esposa estaba fuera en una comida familiar, mi hija tampoco estaba; me fui a caminar a ver el atardecer hasta que empezó a anochecer. Estaba realmente cansado, pero al mismo tiempo me sentía aliviado. Después de cenar muy ligero, mi colon me reclamó durante una hora con dolor espasmódico y una evacuación; tuve que tomar veinticinco miligramos de imipramina. Al día siguiente me sentí fortalecido, satisfecho como médico y más dueño de mí mismo. Un humano atendiendo a otros humanos, tan frágil ante la muerte inevitable —la de todos—, pero tan útil al vivir la fortaleza del acompañamiento profesional ecuánime y compasivo. Hubiera querido que me enseñaran esto en la residencia de medicina familiar. Pero, ahí me pedían que clasificara a la familia, sino a atenderla como *médico—medicamento*. Hoy, en dos mil veinticinco, creo que cuento con los recursos teóricos y metodológicos para enseñarlo profesionalmente. Dejo aquí algunas de las lecturas que me acompañaron en los días que relato.

Atender a pacientes en las semanas finales de su vida es una de las funciones más trascendentes de la medicina general. Se requiere, desde luego, conocimiento de los fármacos que suelen ser necesarios en esta crucial etapa. Pero es esencial que se reconozca que las teorías médicas no pueden orientar sobre el quehacer. Lo que mejor nos orienta es reconocer nuestra fragilidad humana, nuestra mortalidad indudable. Lograr ser compasivos y ecuánimes es, en mi opinión, nuestro mejor recurso. En especial, para aprender lo que enfrentaremos tarde o temprano.

Referencias

1. Ross DD, Alexander CS. Management of common symptoms in terminally ill patients. Part II. Constipation, delirium, and dyspnea. *Am Fam Physician*. 2001;64:1019—26
2. Quill TE, Byock IR. Responding to intractable terminal suffering: The role of terminal sedation and voluntary refusal of food and fluids. *Ann Intern Med*. 2000;132:408—414

3. Miller FG, Meier DE. Voluntary death: A comparison of terminal dehydration and physician—assisted suicide. *Ann Intern Med*. 1998;128:559—562
4. Cavalieri TA. Ethical issues at the end of life. *JAOA* 2001;101:616—622
5. Whitten JR. *Ten commandments for the care of terminally ill patients. Am Fam Physician* 1998;57:935—940

¿Qué tipo de médico general quiere la gente común?

Note, estimado lector, que la pregunta no se dirige a saber qué tipo de médico quieren las universidades, los médicos, las instituciones de salud, las compañías aseguradoras, las farmacéuticas, las enfermeras, el sistema judicial, los estudiantes, las revistas de investigación científica, los organismos profesionales de médicos, los expertos en salud pública, etcétera. La pregunta se dirige a saber qué médico quieren las personas a las que la profesión se dedica a servir. Cada uno de los grupos de interés mencionados busca preservar sus propios medios y metas. Pongo ejemplos: en los estudios se muestra que los médicos, especialmente los que enseñan en universidades, quieren que sus egresados pasen los exámenes para las especialidades médicas para presumir «el *alto nivel* de su escuela». Los médicos dan prioridad a las capacidades técnicas del médico (1). No obstante, cuando los médicos o sus familias se convierten en pacientes, denuncian la ausencia de cualidades compasivas y comunicativas. Caen en la cuenta de que el desapego afectivo afecta seriamente la satisfacción y los resultados de los cuidados médicos, y que la sola calidad técnica no basta. Desde luego, el médico debe ser capaz de trabajar en equipo, ser organizado y administrar adecuadamente los recursos a su disposición, ser autocrítico, estar motivado para mantenerse actualizado de por vida, ser honesto (en un mundo que no lo es), no centrarse en el dinero (en un mundo que se mueve con él), etcétera.

La *big pharma*, las farmacéuticas, por su lado, prefieren un médico sin las bases científicas y capacidad crítica para cuestionar el uso de sus productos. En todo caso, si el médico es técnicamente capaz y buen comunicador, buscan contratarlo para convencer a sus colegas para que prescriban lo que su empresa produce. Es decir, las farmacéuticas no congenian con médicos de alta calidad técnica y altos valores éticos y sociales. Los salubristas que dirigen con acierto las políticas de salud de una nación prefieren un médico centrado en las comunidades, volcado en la promoción de la salud y la prevención; si bien nadie sensato estaría en contra, esto no es suficiente para el ejercicio de la medicina general.

Así, este capítulo aborda el perfil del médico general que la población ha demandado desde la década de 1960. Me centraré en el médico general por ser mi campo de especialización.

Los médicos superiores de Price

En 1971, Price descubrió que las altas calificaciones de los estudiantes en las ciencias médicas básicas no guardaban relación con su desempeño en la fase de práctica real. Por ello, propuso que las facultades de medicina debían incluir las capacidades empáticas entre sus criterios de ingreso, además de las calificaciones de bachillerato (2).

En 1985, Sade observó que los mejores médicos, según la percepción de los pacientes, eran aquellos con gran empatía y ecuanimidad, ánimo positivo, y que se mostraban generosos, compasivos y dedicados. Sin embargo, estas cualidades resultaban mucho más difíciles de enseñar, según la opinión generalizada de los profesores de medicina. A principios del siglo XXI, muchos educadores aún consideraban pretencioso, e incluso imposible, transformar positivamente la personalidad de los futuros médicos. Esta percepción comenzó a cambiar con trabajos como los de Shapiro (3).

Desde entonces, las iniciativas para educar las emociones y los sentimientos de los médicos en formación han ido ganando terreno. Hasta ahora, las universidades mexicanas se han mantenido al margen del movimiento internacional centrado en formar a los futuros médicos como mejores personas.

¿Por qué los pacientes les dan prioridad a las cualidades empáticas, compasivas y ecuánimes del médico?

Los profesores universitarios suelen cuestionar las prioridades del perfil de médico que los pacientes desean. Incluso, establecen una falsa dicotomía al decir frases como: «Es mucho más deseable un alto nivel técnico que uno empático». Este razonamiento es falaz, pues ambas características son indispensables para ser un «buen médico». Los pacientes lo expresan con claridad en estudios cualitativos que les permiten manifestarse de forma mucho más amplia que en los estudios de encuestas (4).

Una razón sencilla para comprender la aparente confusión, cuando se pregunta a los pacientes o a las personas en general qué cualidades debería tener un buen médico, es que el ciudadano común da por sentado que alguien egresado de la educación médica está técnicamente preparado para atender sus problemas de salud y enfermedad. Lamento decir que eso no es una regla general en este país. De hecho, en comunicaciones personales, profesores de medicina de diversas generaciones —y mi propia experiencia— me han comentado que es casi imposible inhabilitar a residentes que, a todas luces, no son técnica ni humanamente aptos para ejercer la medicina general. Un día abordaremos el papel de los sindicatos de trabajadores en estos problemas sociales de México.

¿Qué hacen las universidades en nuestro país?

Como ya he señalado, desde 1910, tras el famoso *Informe Flexner*, la educación médica se volcó hacia el ámbito científico—técnico. El ámbito de la relación médico—paciente quedó desatendido. Y se intensificó severamente la fragmentación de la educación, con la proliferación de especialidades y subramas. Cada especialista y subespecialista intenta formar protoespecialistas en problemas de segundo y tercer nivel de atención, abrumando al estudiante de medicina que egresará como médico general.

En este proyecto educativo, por el que han pasado generaciones, la empatía se ve mermada, se desaconseja el compromiso afectivo y no se enseña a desarrollar la autoconciencia. Esta tarea recaía en manos de los médicos generales, según la concepción fundada por Michael Balint, quienes se centraban en la persona y se formaban para desarrollar su capacidad terapéutica con el mayor número posible de sus pacientes. No es extraño que entre los estudiantes estén aumentando los abandonos escolares, los problemas de salud mental, la depresión, e incluso los suicidios, el uso de sustancias y los internamientos en hospitales psiquiátricos. A esto contribuyen las jornadas extenuantes de guardias de hasta 36 horas cada 4 días para internos de pregrado y residentes. Un claro maltrato que pareciera dirigido a quebrar la resistencia, a «derrotar la virtud de los empáticos», como ya se ha reportado (5).

¿Qué propuesta alternativa es factible?

En un Colegio de profesionales de la medicina familiar en Jalisco, hemos trabajado en las dos vertientes (técnica y humanista) de la formación médica. En la primera, enseñamos métodos prácticos para solucionar casos reales en sus aspectos biomédicos de diagnóstico diferencial y tratamiento, así como para consultar las fuentes de información propias de la disciplina de medicina general. Lo hemos hecho hasta ahora con médicos recién egresados y residentes de medicina familiar de tercer año. El curso se completa en 2 a 4 meses.

En el lado humanista, mucho más complejo, desarrollamos el método RAVI—Jal de enseñanza de la ecuanimidad compasiva. Requiere dos años de trabajo semanal; es indispensable que el médico tenga pacientes a su cargo. Consta de las siguientes fases: Bases filosóficas y científicas de la medicina general (con ejemplos de psiconeuroinmunoendocrinología, neurociencia y psicología del desarrollo); método clínico centrado en el paciente (cómo integrar lo biológico y lo psicosocial de cada caso); casos reales relatados, expresando las emociones y los sentimientos del médico tratante; cortometrajes sobre la relación médico—paciente (método denominado *Cinemeducation*); y, por último, trabajo en grupos tipo Balint por al menos 1 año.

¿El método funciona? Creemos que sí (6) y que puede seguir desarrollándose.

Nota: Agradezco la generosidad del doctor Víctor García Navarro, excelente neurocirujano técnico y humanista, por la referencia 1 de este tema.

> ¿Qué tipo de médico general desean las personas? No caben muchas dudas: desean médicos altamente resolutivos, técnicamente capaces, confiables, honestos, con habilidades compasivas y ecuánimes para tomar las mejores decisiones en conjunto con ellos.

Referencias

Bibliografía

1. Steiner—Hofbauer, V., Schrank, B., & Holzinger, A. (2017). «What is a good doctor?» *Wiener Medizinische Wochenschrift*, 168, 398—405.
2. Sade, R., & Stroud, M. (1985). «Criteria for selection of future physicians.» *Annals of Surgery*, 201(2), 225—230.
3. Shapiro, J., Rucker, L., & Robitshek, D. (2006). «Teaching the art of doctoring: an innovative medical student elective.» *Medical Teacher*, 28(1), 30—35.
4. Gillespie, H., Kelly, M., Gormly, G., King, N., Gilliland, D., & Dornan, T. (2018). «How can tomorrow's doctors be more caring? A phenomenological investigation.» *Medical Education*, 52, 1052—1063.
5. Coulehan, J., & Williams, P. C. (2001). «Vanquishing virtue: the impact of medical education.» *Academic Medicine*, 76(6), 598—605.
6. https://rei.iteso.mx/items/301b47d3—fa1a—4667—92e2—1203f04c9be7

¿Demandar a las escuelas de medicina por otorgar títulos a individuos deshonestos, incompetentes o deshumanizados?

El 14 de octubre de 2013, en Londres, se celebró una reunión de educadores médicos, cuyo título (traducido al español) fue: «Revisión de la evidencia para considerar la personalidad, el carácter y los valores en la selección de aspirantes a la escuela de medicina». En esa ocasión, el investigador de la Universidad Jefferson de Estados Unidos, cerró su presentación con las siguientes palabras textuales:

> «Quizás, en un futuro no lejano, las facultades de medicina podrían ser demandadas por la conducta poco profesional de sus graduados, la incompetencia interpersonal y la mala praxis de quienes ingresaron sin evaluar sus cualidades personales, completaron el currículo sin desarrollar cualidades relevantes para la atención al paciente y obtuvieron un título médico para ejercer una profesión que no se corresponde con su personalidad y carácter.»

Para evitar estos desafíos legales, brindar una atención óptima, recuperar la reputación de la profesión médica y restaurar la imagen compasiva de los médicos, es imperativo tomar medidas audaces que rompan con las suposiciones no verificadas, las nociones infundadas y las consideraciones sociopolíticas. «¿Qué otras pruebas se necesitan para tomar medidas en la etapa de admisión?» (1).

Hojat se refería a la necesidad de incluir una evaluación de la empatía de los aspirantes a médicos en conjunto con su currículo académico. Esto concuerda con lo que se explicaba en la columna de la semana pasada: las cualidades más difíciles de enseñar al médico son las de orden subjetivo e intersubjetivo, fundamentales en la relación médico—paciente: empatía, compasión, ecuanimidad en el juicio, honestidad, escuchar con atención plena...

Que yo sepa, todavía no se ha presentado ninguna demanda legal contra alguna escuela de medicina que haya egresado a un personaje lamentable, incluso siniestro. Un ejemplo es el médico del equipo olímpico de gimnasia de EE UU, quien abusó durante muchos años de las niñas del equipo nacional. Por cierto, este médico convicto fue apuñalado en prisión en dos mil veintitrés (2).

Pero se están produciendo algunos cambios culturales en el mundo actual. Yo no habría imaginado que en junio de 2025 los mexicanos elegiremos a los jueces y magistrados del Poder Judicial. En un imprevisto de la vida, podría ser que alguien promueva un juicio o una ley que permita a la población demandar a las escuelas de medicina por el tipo de profesionales que titulan. Hasta podría darse el caso de alguna escuela de medicina que, al recibir una demanda por un egresado, se pusiera a revisar: «¿Cuál fue la trayectoria de este egresado desde que entró a nuestra escuela? ¿Es posible elaborar un perfil de aspirantes que no deberíamos admitir?». Y claro, si esto se diera, se cuestionaría a los «¿pocos?» profesores que actúan como antimodelos de ética médica.

Les comparto un caso surgido de una investigación cualitativa, incluido en mi tesis doctoral. Un residente narró que en los primeros semestres un profesor les preguntó: «¿Por qué decidieron entrar a medicina?». Relató el residente que varios de sus compañeros dijeron: «para servir a la humanidad» y expresiones semejantes. La respuesta del profesor fue en extremo cínica: «¡Nada! Ustedes entraron para hacer billetes». Este dato fue parte de una agrupación de códigos en mi investigación, conceptualizado como «Las instituciones, un mal necesario». Bajo esta etiqueta se agruparon experiencias muy desagradables y nada éticas que los residentes presenciaron por parte de sus profesores, tanto en etapas preclínicas como durante su paso por los hospitales, como internos de pregrado y como residentes.

Desde luego, hay profesores que hacen su mejor esfuerzo, a pesar de que reciben menos de noventa pesos por hora de clase en algunas universidades públicas. Del mismo modo, hay médicos que se desempeñan con devoción en los hospitales públicos, donde escasean medicamentos básicos y hasta sábanas limpias para cambiar las camas de los pacientes. Pero la situación es tal que los convencidos de su labor de profesor y tutor clínico son minoría. En el medio privado tampoco estamos en las mejores condiciones; ahí se aprende más a exprimir los seguros médicos y los ahorros de los «clientes» que a tratar con compasión y genuina honestidad.

Les comparto tres casos de los que no podré dar detalles de lugar, persona y tiempo; todos corresponden al último cuarto del siglo pasado.

Institución pública, caso 1. Un médico general fue golpeado en la cara por una enfurecida madre de un niño de doce años. El adolescente le acababa de decir a su madre que, cuando iba a consulta con el médico, este le practicaba sexo oral. La madre «tomó la justicia en sus manos» y le dejó un «ojo morado», y, desde luego, el escándalo. El médico en cuestión fue cambiado de clínica; nada apareció en la prensa. La parte sindical y la institucional actuaron conjuntamente. El caso fue cerrado sin que mediara acción jurídica alguna. Eran otros tiempos, era inútil denunciar legalmente o acudir a algún medio de comunicación. El contexto cultural era otro.

Institución privada, caso 2. Una persona que se queja de múltiples síntomas durante gran parte de su vida y de persistente dolor en la parte posterior del cuello es «operada» por un traumatólogo de su confianza. El cirujano, convencido de que no había patología física, sino una «somatización» de su conocida paciente, le programó una cirugía formal, la sometió a anestesia y le hizo una incisión en el dorso del cuello sin ir más allá. Suturó la herida y explicó que ahora las vértebras estaban bien alineadas. Indicó los cuidados operatorios tradicionales, etcétera. No le cobró a la paciente sus honorarios, solo los gastos del uso del quirófano. En este caso, el médico obró con «buena intención, pero total ignorancia»; no conocía otra manera de tratar un delicado síntoma corporal que procede de una larga vida de sufrimiento infantil y de una particular forma de enfrentar los estresores de la vida. No hay investigaciones científicas de este tema, uno más de los tabúes de la medicina.

Institución privada, caso 3. También de cirugía, un cirujano tiene una paciente de treinta y cinco años con un cuadro clínico de franca apendicitis aguda. Pero hay un detalle: ya le fue extirpado el apéndice cecal unos diez años antes (según los datos que aporta la paciente). El cirujano, persona de gran experiencia, decidió operar. Encontró un apéndice muy inflamado, lo extirpó sin dificultad y no halló huellas de cirugía local previa. Dado que el apéndice «no retoña», a esta paciente le hicieron una incisión en la piel de su fosa ilíaca derecha, solo en la piel.

En los tres casos, el médico que viola las reglas elementales de la honestidad y el humanismo parece tener en común la incapacidad de desarrollar empatía, la cual está íntimamente ligada a la conducta ética. Hay pruebas sólidas de que ambas se procesan en la corteza prefrontal (3). Los ejemplos buscan apoyar el planteamiento de M. Hojat que describí al inicio de la columna. Si se asume que la medicina es una práctica profesional humanista, es natural seleccionar sujetos y programas que fortalezcan la empatía en lugar de aniquilarla. Procede una pregunta: «¿Es responsabilidad de la escuela de medicina aceptar como alumno y otorgar un título a personas con capacidad empática reducida?». Yo creo que sí es su responsabilidad, como también creo, desde mi experiencia, que es más productivo educar en la ecuanimidad compasiva a estudiantes y residentes con altos niveles empáticos.

«Curándome en salud», como dice el refrán, para aquellos que crean que esta columna está siendo «hiperbólica y exagerada», les comento que en el mundo de habla inglesa, donde la crítica social es mejor aceptada, se admite sin vacilación que la medicina actual, sus instituciones y sus profesionales han perdido la confianza social. Y se plantean abiertamente «reconstruir la confianza» con la población a través de mejorar la transparencia y abordar las inequidades socioeconómicas (4). Sin duda, los más pobres y menos educados son los que sufren en mayor grado las consecuencias de tener médicos con un bajo estándar ético y empático.

La mala praxis profesional en medicina es un tabú en algunas culturas, pero las redes sociales evidencian su frecuente aparición. El tema tiene múltiples aristas; mi enfoque se centra en la selección de estudiantes con la mayor empatía posible desde su ingreso a la escuela de medicina, así como en la educación sistemática de sus emociones y sentimientos. Mi experiencia es que se pueden construir predictores de mala praxis profesional. Considero que la sola acción legal no aborda la raíz del problema. Desde luego, debe formar parte de un conjunto de acciones integrales. Si no logramos restaurar la confianza en la medicina, dudo que otras áreas sociales alcancen mayores progresos en la cohesión social.

Referencias

7. Hojat M. Assessments of empathy in medical school admissions: what additional evidence is needed? *International Journal of Medical Education*. 2014;5:7—10.
8. https://www.bbc.com/mundo/articles/c8437mvg78go
9. Damasio A. *El error de Descartes*. Editorial Planeta Mexicana. Ciudad de México. 2015.
10. Sturmberg, J. P. (2015). *Rebuilding trust—the real challenge for health system improvement. European Journal of Clinical Investigation*, 45(4), 441—442.

Sistema de atención
de la enfermedad

Formalmente, en México contamos con un «Sistema de salud» que incluye instituciones públicas y privadas. En él, se implementan programas definidos según los criterios de cada sexenio para «mejorar la salud de la población». Las décadas transcurren, los programas cambian de nombre y estrategia, pero la enfermedad (entendida como limitación para la vida diaria) sigue creciendo. Ejemplos claros son la obesidad infantil y adulta y, con ella, la apnea del sueño, la artritis, la fatiga, la diabetes, la insuficiencia venosa, la hipertensión arterial, la insuficiencia renal, la insuficiencia cardíaca y diversos tipos de cáncer. Otra epidemia se manifiesta en niños y adolescentes con trastornos del neurodesarrollo, como el «espectro del trastorno autista», así como en la drogadicción, la depresión y los elevados niveles de violencia que afectan gravemente la vida social. Se han normalizado las conductas que violan las reglas de tránsito, las cuales se traducen en accidentes muy graves que saturan los hospitales y destrozan a familias, principalmente pobres. Muchos motociclistas ignoran sistemáticamente las luces rojas, circulan en sentido contrario (incluso sobre las banquetas), invaden los carriles para bicicletas y no respetan ninguna norma. La crisis de la enfermedad, además de biológica y psicológica, es también cultural.

La salud y la enfermedad se generan en la vida social

La salud se genera en la sociedad a través de ambientes humanizados que incluyen vivienda decorosa, parques públicos, áreas de recreación seguras, zonas verdes, bajos niveles de ruido, salarios justos, seguridad alimentaria, transporte adecuado y accesible, y ambientes laborales humanizados. Desde luego, la educación de calidad y gratuita para toda la población es un generador de salud. La erradicación del acoso escolar y de la discriminación por raza, credo, apariencia, estatus social u orientación sexual, todo ello genera salud. Por el contrario, la enfermedad resulta de la ausencia de estos factores protectores. El «Sistema de salud» tal como lo conocemos, lo mejor que puede hacer es prevenir algunas enfermedades, diagnosticarlas lo más temprano posible y limitar, en la medida de lo posible, las complicaciones, las secuelas funcionales y las muertes prematuras. No puede generar salud; esta se genera en sociedades organizadas para ser saludables. Hoy se reconoce que la salud es determinada socialmente y depende de la distribución del ingreso económico, del ejercicio del poder político y económico, y de la herencia histórico—cultural de una nación. Todo esto, sin embargo, queda fuera del alcance del sistema sanitario.

Los estresores biológicos y psicosociales afectan al humano desde su gestación

Como expliqué en otras columnas, la respuesta al estrés de todo tipo es enorme y está detrás de una gran gama de enfermedades y de la pérdida de la salud. Afecta a los seres humanos desde su gestación en el útero materno. ¿Resulta estresante tener un embarazo no intencional? Alrededor de la mitad de los embarazos en el mundo son no intencionales; es decir, ocurren sin ser planificados. La vida de las nuevas generaciones comienza sin previsión en la mitad de los casos, y se presentan tres escenarios: que la gestación no es planificada, pero se acepta en su transcurso; que no se acepta porque «llega» en un momento inoportuno para la pareja; o que se rechaza por uno o ambos progenitores. Así comienza la vida para la mitad de los seres humanos. Esta es una grave situación de salud pública que rebasa al «Sistema de atención de la enfermedad». Los medios de comunicación masiva y las «redes sociales» más distorsionan que forman una cultura de vida social saludable.

El primer nivel de atención

El «Sistema de Salud», en su mejor expresión, puede prevenir algunas enfermedades y asegurar el diagnóstico y tratamiento oportunos de otras. Su labor educativa para la gestación saludable y una vida sexual responsable es mínima y se limita al ámbito intramuros, dentro de las clínicas de Atención Primaria. No hay conexión con el Sistema Educativo Básico. La situación de la enfermedad en México es como la de un tsunami: el dique del Primer Nivel de Atención está rebasado e inunda los hospitales de segundo y tercer nivel. La crisis es permanente y creciente.

Atención Primaria de la Salud no es lo mismo que Atención Primaria o Primer Nivel de Atención

En México, no hemos tenido una política de Estado para generar y cuidar la salud. La salud se genera en una sociedad con justicia, con cuidado de la ecología y otros factores que ya se mencionaron. Se fomenta la salud con derechos reproductivos efectivos al alcance de todas las personas. Se genera con educación sexual adecuada para cada grupo de edad; se genera con la educación de emociones y sentimientos y, como dijera el gran filósofo Baruch Spinoza, al enseñar a unir las emociones y los deseos con la razón. La generación de salud (Salutogénesis) es producto de una cultura, de un sentido colectivo. Para generar salud, es indispensable un **Servicio Nacional de Salud Pública** (SNSP) que vigile la pureza del agua que bebemos, que detecte oportunamente los contaminantes que destruyen los riñones de los niños e impida la tragedia de la Ribera de Chapala como se observa en Poncitlán, Jalisco (1). Este SNSP cuidaría la nutrición de los escolares, monitorearía la salud mental y tendría voz en la contaminación del campo y los barrios. Además, el SNSP estaría atento a la contaminación de alimentos, planearía los estudios epidemiológicos necesarios para vigilar los determinantes de enfermedad de orden biológico, psicológico y social, incluyendo los ambientes laborales, los accidentes de tránsito, etcétera. Tendría un papel fundamental en la normatividad de la salud escolar, la prevención del acoso, el racismo y otras formas de discriminación. Esto permitiría que el **Primer Nivel de Atención** hiciera mejor su trabajo de **prevención primaria**, mientras que el resto de los Niveles de Atención harían su parte en la reducción del daño. Sin duda, es indispensable la participación directa y con capacidad de decisión de la población organizada. Sin la «gobernanza» no será posible revertir el panorama nacional de crecimiento de la enfermedad. México no podrá sobrevivir en el mundo multipolar sin una población altamente funcional (altamente saludable); sin esta, no habrá desarrollo tecnológico y cultural. El médico general no está siendo formado para participar en la generación y el cuidado de la salud.

Por el contrario, las escuelas de medicina lo forman para aspirar a una especialidad o subespecialidad centrada en la atención de la enfermedad. Este perfil no es el que la Atención Primaria necesita para conformar equipos de trabajo eficientes con la Atención

Primaria de la Salud ni para fortalecer un Servicio Nacional de Salud Pública.

El actual sistema nacional de salud mexicano, fragmentado en instituciones de seguridad social y asistencia pública, resulta ineficaz para promover la salud en la vida cotidiana. Para ello, se requiere un Sistema Nacional de Salud integrado en una sola institución nacional, bajo los principios de la Atención Primaria de la Salud (APS), en el que todas las instituciones del Estado y el sector privado confluyan en el objetivo común de generar salud para un país con nuevas demandas en un mundo multipolar.

Referencias

1. https://www.jornada.com.mx/2025/04/16/estados/025n1est
2. https://www.facebook.com/watch/live/?mibextid=WC-7FNe&ref=watch_permalink&v=713280791267706&r-did=iLOHa0NuCWE2nLAQ

Los nuevos dos momentos de la higiene de manos del personal de salud

En esta ocasión, esta columna se honra en hospedar y avalar en todas sus letras al doctor Rosbel Toledo Ortiz, profesor del Departamento de Salud Pública de la Facultad de Medicina de la UNAM y director de la Sección Técnica de Atención Primaria de la Salud (APS) de la Sociedad Mexicana de Salud Pública. Quien escribe sobre la higiene de manos para reducir significativamente las infecciones que ocurren *dentro* del hospital. Estas infecciones complican el curso de muchos pacientes, prolongan las estancias hospitalarias, incrementan los costos económicos y afectan al propio personal de salud, quienes transportan microorganismos y virus multirresistentes a su hogar. Bienvenido, estimado doctor Rosbel Toledo Ortiz.

Introducción

La Organización Mundial de la Salud (OMS) estableció el 5 de mayo como fecha emblemática para promover la higiene de manos: los 5 momentos críticos de higiene de manos. Este día también destaca la quinta acción esencial de seguridad del paciente, los cinco pasos para una higiene efectiva y los cinco componentes de la estrategia multimodal. En 2025, el lema «Guantes, a veces; higiene de manos, siempre» subraya que los guantes no pueden reemplazar la higiene de manos. La higiene de manos es crucial en entornos clínicos para prevenir infecciones asociadas a la atención sanitaria (IAAS), pero su implementación enfrenta desafíos pese a su simplicidad.

Historia

En la década de 1840, Ignaz Semmelweis demostró que la higiene de manos reducía significativamente las muertes por fiebre puerperal en el Hospital General de Viena, marcando un hito en la medicina. En consonancia con este parteaguas, la OMS promueve la higiene de manos como pilar de la quinta Acción Esencial de Seguridad del Paciente, consolidándola como medida clave para entornos clínicos seguros.

Importancia

La calidad de la atención sanitaria se evalúa en tres dimensiones: técnica (diagnósticos y tratamientos precisos), interpersonal (trato digno y humano) y seguridad (evitar riesgos y daños). En esta última, es bien sabido que las manos del personal de salud son un vehículo común para microorganismos patógenos, como bacterias multirresistentes y virus, que se transmiten al contactar superficies contaminadas, fluidos corporales o dispositivos médicos. Ello aumenta el riesgo de IAAS y deteriora la calidad y la seguridad de la atención. Estas infecciones incrementan la morbilidad, prolongan hospitalizaciones y generan altos costos. La higiene de manos con agua y jabón o soluciones alcohólicas rompe esta cadena de transmisión y reduce las infecciones intrahospitalarias hasta en un 50 %.

Quinta Acción Esencial de Seguridad del Paciente

En México, el Consejo de Salubridad General define ocho Acciones Esenciales de Seguridad del Paciente (AESP) para garantizar una atención médica segura en hospitales y clínicas:

1. Identificación correcta del paciente
2. Comunicación efectiva
3. Seguridad en la administración de medicamentos
4. Procedimientos seguros
5. Prevención de infecciones asociadas a la atención sanitaria
6. Prevención de lesiones por caídas
7. Registro y análisis de eventos centinela, adversos y cuasifallas
8. Cultura de seguridad del paciente

La Quinta AESP destaca la higiene de manos como medida universal para prevenir infecciones, promoviendo no solo el acto individual, sino una cultura organizacional que priorice la seguridad. Esto exige el compromiso de todos los actores del sistema de salud: médicos, enfermeras, técnicos, administrativos y personal de limpieza, entre otros.

Cinco Componentes de la Estrategia Multimodal de la OMS

La OMS propone una estrategia multimodal con cinco componentes para mejorar la adherencia a la higiene de manos:

1. Cambio en el sistema: Garantizar insumos como agua limpia, jabón, toallas desechables y soluciones alcohólicas en puntos estratégicos.
2. Educación y capacitación: Formar al personal en los momentos y técnicas de higiene de manos.
3. Monitoreo y retroalimentación: Evaluar el cumplimiento y ofrecer retroalimentación para mejorar.
4. Recordatorios en el lugar de trabajo: Usar señalización para promover la práctica.
5. Cultura de seguridad: Fomentar un entorno que valore la higiene de manos como prioridad.

Los Cinco Momentos de la Higiene de Manos

La OMS define los «Cinco Momentos para la Higiene de Manos» como guía práctica para instantes críticos, agrupados en dos «antes» y tres «después»:

1. Antes del contacto con el paciente
2. Antes de un procedimiento aséptico
3. Después del riesgo de exposición a fluidos corporales
4. Después del contacto con el paciente
5. Después del contacto con el entorno del paciente

A pesar de su difusión, la adherencia es inconsistente. Esto se atribuye a la omisión de dos momentos previos esenciales que proponemos como los dos nuevos momentos de higiene de manos.

Momento Cero: «El momento de la verdad»

La higiene de manos requiere: 1) conocer los cinco momentos, 2) identificar cuándo nos encontramos en el momento crítico, 3) tener la disposición para actuar y 4) superar barreras mentales como la omisión, la vergüenza o la percepción de que «no pasa nada» o «al fin que nadie me ve». Este «momento de la verdad» es un momento de decisión ética que implica:

- Conciencia de la situación: Reconocer la necesidad de higienizarse para proteger al paciente, a sí mismo y al entorno.
- Juicio ético y profesional: Priorizar la higiene frente a obstáculos como prisa, fatiga o falta de insumos.
- Compromiso actitudinal: Transformar la intención en acción concreta.

Este momento cero precede y activa los cinco momentos tradicionales. Por ejemplo, un estudiante que duda antes de tocar a un paciente y decide lavarse las manos experimenta este instante pivote, eligiendo la seguridad sobre la inercia.

—1. Momento Menos Uno: «Antes, durante y después de todo»

Inspirado en el ciclo pandémico (prepandemia → pandemia → postpandemia → prepandemia), este momento se aplica a los entornos clínicos, donde los pacientes están en fases de preinfección, infección, posinfección y nuevamente preinfección. Las infecciones no provienen de pandemias, sino del personal de salud que omite la higiene de manos. Las unidades de salud operan continuamente, por lo que los insumos (jabón, soluciones alcohólicas, dispensadores) deben estar siempre disponibles.

El momento «menos uno» aborda la permanente disponibilidad de insumos. Un profesional puede estar capacitado y dispuesto (momento cero), pero si no hay jabón, toallas desechables de papel o solución alcohólica, se pierde una oportunidad crítica, lo cual aumenta los riesgos para el paciente y el personal. La responsabilidad de abastecer insumos recae en áreas administrativas, pero requiere una «persona» que planifique, adquiera, distribuya y reabastezca.

Estas personas también enfrentan su propio «momento cero» de conciencia y compromiso ético para asegurar el abastecimiento de las áreas.

Este momento se alinea con la estrategia multimodal de la OMS, especialmente en el cambio sistémico y la cultura de seguridad. Todos, desde estudiantes hasta profesionales, deben reportar las deficiencias de suministro y promover una cultura de seguridad.

Conclusión

La higiene de manos trasciende el acto técnico: es un compromiso ético que inicia con el «momento cero» de reflexión, se ejecuta en los cinco momentos clínicos y se sostiene con el «momento menos uno» de una sólida cultura organizacional para la disponibilidad de insumos de higiene de manos. Esta práctica eleva la calidad de la atención propia del cuidado de la atención primaria de salud.

Referencias

1. World Health Organization. *WHO guidelines on hand hygiene in health care: first global patient safety challenge clean care is safer care* [Internet]. Geneva: WHO; 2009 [cited 2025 Apr 26]. Available from: https://www.who.int/publications/i/item/9789241597906

2. Pittet D, Allegranzi B, Boyce J. *The World Health Organization guidelines on hand hygiene in health care and their consensus recommendations. Infect Control Hosp Epidemiol.* 2009;30(7):611—22. doi: 10.1086/600379

3. Semmelweis IP. *The etiology, concept, and prophylaxis of childbed fever.* Madison: University of Wisconsin Press; 1983.

4. World Health Organization. *Patient safety: making health care safer* [Internet]. Geneva: WHO; 2017 [cited 2025 Apr 26]. Available from: https://www.who.int/publications/i/item/patient—safety—making—health—care—safer

5. World Health Organization. *A guide to the implementation of the WHO multimodal hand hygiene improvement strategy* [Internet]. Geneva: WHO; 2009 [cited 2025 Apr 26]. Available from: https://www.who.int/publications/i/item/a—guide—to—the—implementation—Consejo de Salubridad General. *Acuerdo por el que se emiten las Acciones Esenciales para la Seguridad del Paciente, de observancia obligatoria para los integrantes del Sistema Nacional de Salud, en los ámbitos hospitalario y ambulatorio. Diario Oficial de la Federación* [Internet]. 2017 Sep 8 [cited 2025

Apr 26]. Available from: https://www.dof.gob.mx/nota_detalle.php?codigo=5496440&fecha=08/09/2017

6. World Health Organization. *Global patient safety action plan 2021–2030: towards eliminating avoidable harm in health care* [Internet]. Geneva: WHO; 2021 [cited 2025 Apr 26]. Available from: https://www.who.int/publications/i/item/9789240032705

La falsa alergia a la ampicilina que queda en el historial médico

He insistido en que no se forman médicos generales en las universidades mexicanas, sino estudiantes que reciben información y practican con los problemas de salud del cinco por ciento de los pacientes que verán en su práctica general. Dado que sus profesores son subespecialistas del hospital y realizan un año de internado en un hospital de segundo o incluso tercer nivel, no pueden aprender el noventa y cinco por ciento de los problemas clínicos que se ven en el primer contacto. A continuación, un ejemplo que se repite en cada generación de médicos generales y, lamentablemente, también en especialistas en medicina familiar.

En la consulta general, es frecuente ver niños de seis meses a dos o tres años con fiebre alta de treinta y nueve grados o más que a veces tienen antecedentes de alguna gripe en la semana previa. La exploración física revela algunos ganglios palpables en el cuello, la faringe ligeramente enrojecida, y el resto es normal. Y así sigue el cuadro con fiebre por tres o cuatro días; la revisión cuidadosa muestra pulmones normales, un examen de orina normal y oídos normales. En suma, el niño se ve bien, no hay signos meníngeos, pero la fiebre es alta y persistente, y algunos niños pueden convulsionar debido a ella. Muchas veces es necesario bañarlos en agua tibia porque el paracetamol a dosis adecuadas no es suficiente. Si se le toma un examen de sangre, este no arroja datos orientativos. El niño se ve bien a pesar de la alta fiebre. Si el médico no tiene un amplio conocimiento teórico, se mostrará angustiado y presionado por la angustia de los padres.

Y aunque no está seguro de estar tratando una infección bacteriana, prescribe un antibiótico —puse ampicilina como ejemplo porque era el más indicado en mis años de práctica, pero puede ser amoxicilina, y en el ámbito privado, será una cefalosporina, telitromicina o algún otro fármaco costoso y de reciente introducción en el mercado—.

Al cuarto o quinto día del inicio de la fiebre, el bebé amanece feliz; la fiebre ha desaparecido tan súbitamente como se inició. ¡Ah! Pero, ahora tiene un exantema —como ronchitas confluentes y una erupción de color rosa— en la piel del pecho que luego se disemina al resto del cuerpo. Cuando el niño es visto por el médico (especialmente si es otro médico distinto al que lo atendió inicialmente), este diagnostica «alergia a ampicilina» o al antibiótico que se le haya indicado. Una total equivocación, dado que no se puede ser alérgico ante la primera exposición a un fármaco, a menos que se haya expuesto previamente a otro fármaco del mismo grupo químico. En realidad, el niño tiene exantema súbito (roséola infantil). Cuando estudié medicina, no se sabía qué agente infeccioso la causaba; hoy se sabe que es el virus del herpes humano 6. La enfermedad es benigna, no deja ninguna secuela y ayuda a entrenar al sistema inmunitario del pequeño para el futuro. Solo hay que estar atento a la reducción de la fiebre con analgésicos o un baño en agua tibia por el riesgo de convulsiones ya mencionado. Existe otro cuadro clínico similar que cursa con fiebre y luego con la aparición de mejillas rojas; ese cuadro clínico se denomina «eritema infeccioso» y es causado por el parvovirus B19. También es de curso benigno; su sinónimo es «quinta enfermedad exantemática de la infancia».

El médico general o pediatra bien formado acompaña a sus pacientes y sus familias durante estos cuadros clínicos que podemos incluir dentro del grupo de síndromes inespecíficos, porque en los primeros cuatro días no es posible diagnosticarlos al no poder diferenciarse de infecciones mayores. Ese es el arte de la medicina de primer contacto: la medicina general. Prescribir antibióticos para cuadros clínicos inespecíficos en los primeros cinco días de evolución es una mala práctica clínica. En el caso que describo, tan común, se deja además una información falsa que afectará el tratamiento futuro del niño y, posteriormente, del joven adulto, al afirmar que es alérgico a un grupo de medicamentos de alto valor terapéutico cuando estos se necesitan en otra circunstancia. Alguien podría ingenuamente suponer que el uso del antibiótico «protege al niño de una infección bacteriana que podría estar desarrollando». Falso. En realidad, complica seriamente el manejo de los casos en que la fiebre sigue alta después de cinco días de evolución, porque uno de los principales recursos diagnósticos en esos casos son los cultivos bacterianos de sangre y orina, y eso pierde gran parte de su precisión debido a que el pequeño está usando un antibiótico. Hay que esperar al menos tres días sin ningún antibiótico para que los cultivos sean de utilidad. En otras palabras, cuando el cuadro clínico febril no corresponde a los exantemas virales comunes, el manejo del niño se hace más complicado y seguramente necesitará ser hospitalizado.

Se podría hacer una encuesta a recién egresados para que describan cuántos niños con exantema súbito han visto en su formación, incluido el internado. Las cifras nacionales del sistema de salud podrían decir mucho de sí mismo, de su calidad, al comparar el número de diagnósticos de exantema súbito y de eritema infeccioso con el número de menores de tres años alérgicos a ampicilina, amoxicilina y otros antimicrobianos que han permanecido ambulatorios (sin hospitalizarse).

La ciencia ha demostrado que recibir antibióticos repetidamente en la infancia altera la flora intestinal, lo que distorsiona el desarrollo del sistema inmune y contribuye al asma bronquial y a otras alergias (1).

Hoy quiero agradecer a un residente de tercer año de pediatría del Hospital de Pediatría del CMO en Guadalajara que, en mil novecientos setenta y ocho, me recomendó comprar el hermoso libro de infectología de los insignes médicos Jesús Kumate y Gonzalo Gutiérrez (2). Un médico con teorías incorrectas o inadecuadas al nivel de atención en que se desempeña no puede ver lo que necesita ver. «La teoría que tengamos en la mente es el único lente que nos permite ver (interpretar) el mundo», decía el ilustre Albert Einstein.

Hay dos cosas indispensables para ser un buen médico general con las que todos deberíamos egresar de la escuela de medicina: una es la capacidad de soportar la incertidumbre de no tener un diagnóstico cuando estamos en las primeras horas o días del inicio de un cuadro clínico aún indefinido. La otra es que prescribir un antimicrobiano cuando no está claro su beneficio para el paciente es una equivocación que no beneficia en nada al paciente, aun cuando él o ella crean que lo necesitan.

Referencias

1. https://www.healthday.com/health—news/asthma/antibiotics—might—increase—risk—of—childhood—asthma—allergies (puede traducirse al español).
2. Kumate, J., & Gutiérrez, G. (1977). *Manual de infectología*. México: Ediciones del Hospital Infantil de México.

La deshumanización del médico vía la explotación laboral

Hoy abordaré un tema fundamental que constituye una enorme barrera para hacer realidad a esos médicos humanistas, sensibles y afables que todos quisiéramos ver. Se trata de la explotación laboral que se padece en la profesión. Comenzaré por el quinto año de la carrera y por las residencias médicas que inician después de que un médico concluye el sexto año y se gradúa como médico general. En México, el sexto año y, a veces, el séptimo (existen variaciones entre las escuelas) corresponden al «servicio social». En otras palabras, el «servicio social» se sitúa entre el año de internado de pregrado y las residencias de especialidad.

Trabajar entre ochenta y cien horas semanales

El internado de pregrado (los semestres noveno y décimo) constituye un verdadero choque de estrés que derrumba física, psicológica y espiritualmente a muchos médicos cada año. Sin haber sido preparado especialmente para ello, pasan un año en un hospital de segundo nivel o, si tienen peor suerte, asisten a uno de tercer nivel. De la noche a la mañana, están obligados a hacer procedimientos que prácticamente nunca han realizado en pacientes reales. Es aquí donde se pone a prueba la ilusión tecnológica de la anatomía virtual y las prácticas de terapia intensiva con muñecos—robot de un millón de dólares de algunas universidades privadas. Es necesario obtener muestras de sangre de pacientes reales con venas y arterias tensas, a menudo con múltiples extracciones previas; a esto se suma el estado de estrés agudo del paciente y del interno recién llegado. También debe realizar aseos de heridas, incluso lesiones graves que hayan deformado el rostro de un intrépido motociclista, y suplir a la enfermera instrumentista en cirugías especializadas mientras aprende el nombre, el orden y la forma de entrega de instrumentos poco comunes, de los que hay cientos en cada especialidad (traumatología, neurocirugía, etcétera). Cuando, al fin, después de semanas de agobio, presión y, en muchos casos, humillación (1), el interno de pregrado logra habituarse a las demandas básicas que se le exigen, tiene que empezar en otro servicio. Así, cada mes, durante doce larguísimos meses. Y todo esto cumpliendo con «guardias» de veinticuatro horas continuas cuando les va bien y que, en muchos servicios, se prolongan hasta treinta y seis horas por dictado del residente a cargo o por «necesidades del servicio». Al médico adscrito pocas veces se le ve en el servicio, o solo durante la «pasada de visita». La jerarquía es tal que, si tiene preguntas, solo podrá hacerlas a su residente inmediato, el R1 (de primer año); es casi una felonía preguntar al R3, al R4 o al médico de base. Esto causa muchos problemas posteriores. Al médico de base del turno nocturno, hay que ser un atrevido para llamarle cuando se tiene un problema que no se sabe cómo resolver, pues advierte: «No me despiertes por cualquier tontería». Lo peor que podría hacer un interno de pregrado o incluso un residente es comunicar estos problemas al «jefe de enseñanza» del hospital.

Estos ciclos de guardia son rigurosamente cada cuatro días («guardias A, B, C, D», como les llaman). Sume usted, estimado lector, treinta o treinta y seis horas, dos veces a la semana, y ya tendrá entre sesenta y setenta y dos horas de trabajo. Pero hay mucho más: se debe estar en el horario normal del servicio desde las siete de la mañana, y algunos desde las seis de la mañana, incluso cuando no se tiene guardia. Y, lo que es aún más sorprendente en el paroxismo de la increíble esclavitud del médico en el siglo XXI, hay servicios donde se obliga a cumplir al menos ocho horas todos los fines de semana, aun cuando no se tenga guardia. ¿Cree usted, entonces, que el interno de pregrado del quinto año de la carrera trabaja entre ochenta y más de cien horas a la semana?

¿Cuál cree usted que es el nivel de agotamiento en todos los sentidos? ¿No le extraña que esto se presente en un gremio profesional donde se pregona que el humanismo es la guía primordial de su razón de ser? ¿Ha visto fotografías, vídeos o películas donde el médico se queda dormido en el suelo, en una silla, en un banco o donde sea? La deuda de sueño se tendrá que pagar tarde o temprano. Esto causa depresión, agotamiento extremo, un aumento de errores, el uso de sustancias estimulantes como las anfetaminas para mantenerse despierto y, en consecuencia, la necesidad de depresores como el alcohol y pastillas sedantes para poder dormir fuera de las jornadas laborales (1).

Y, con ello, se ha deteriorado la capacidad de muchas generaciones para ejercer la medicina con el sentido humano con el que no han sido formadas. Claro, el mensaje oficial es siempre el de ser humanistas y empáticos con los pacientes. Un discurso que entra en plena contradicción con el tipo de educación y el trato que se recibe. Las renuncias y el deterioro empático pueden ser graves, lo que daña a toda la sociedad. Es bien conocido que el error médico está muy ligado a la fatiga (1).

El interno de pregrado llega al hospital con saberes teóricos fragmentados y ahora debe resolver una abrumadora carga burocrática: registros en expedientes, elaboración de recetas que exigen infinidad de datos, trámites para el ingreso del paciente, redacción de historias clínicas que nadie revisa, tramitación de interconsultas, y revisión del tratamiento y egreso de los pacientes. Es falso que los internos de pregrado ingresen al hospital para recibir «enseñanza»; esta queda totalmente a la eventualidad de encontrarse con algún residente que haya conservado su sentido humano y que colabore, asista y comparta aprendizajes con ellos. Desde luego, no todos los internos de pregrado tienen vocación médica; muchos aprenden a sobrevivir con todos sus recursos en un medio hostil y jerarquizado, y se deforman pronto.

El resultado es el clásico «divide y vencerás». Se forman grupitos diversos en fines y estrategias. Se hacen asociaciones nada éticas entre internos y algunos residentes. El trabajo, que ya es abrumador, se reparte de manera inequitativa. Otro elemento más en la deshumanización es el «sálvese el que pueda».

En mi investigación sobre la enseñanza de la ecuanimidad compasiva, un residente de medicina familiar calificó a las instituciones públicas de salud como «un mal necesario» y dio datos en los que otros residentes coincidieron (2). Como bien lo señala Ardila—Sierra (3), es ingenuo suponer que la sola educación para desarrollar empatía, o en mi caso, para desarrollar ecuanimidad unida a compasión, no podrá darse solamente con cursos de calidad en el pregrado y las residencias; se requiere modificar la subcultura médica que da por natural que el médico puede y debe ser explotado, extenuado física y moralmente, de manera impune. Es necesario cambiar los criterios productivistas en las instituciones de salud que no tienen los suficientes médicos de base o plaza fija, así como la absurda reglamentación de tener solo quince minutos por cada paciente en la consulta externa. El tema es también parte del problema global de la corrupción y falta de poder de la población sobre el sistema de salud. En 2013, por ejemplo, se publicó un análisis donde se encontraba que con el presupuesto para los salarios de los residentes en México, había suficiente para pagarle a nueve mil de ellos; pero había solo ocho mil trabajando. ¿Dónde quedaba el dinero para sueldos de mil residentes? (1). Bueno, por lo pronto vamos participando mañana uno de junio en la elección popular de los jueces del sistema judicial mexicano. Como sea, la ley de probabilidades es más justa que el nepotismo que padecemos.

Agradecimiento: Al colega José Antonio Tzab Ortiz por compartirme la cita bibliográfica del número 1.

El maltrato a los médicos en formación, en especial, en los hospitales durante el internado de pregrado y durante las residencias, es un grave problema incrustado culturalmente en la medicina mexicana. Debe ser denunciado como tal y, simultáneamente, transformado desde la escuela de medicina en conjunto con la educación de emociones y sentimientos. Propongo para ello mi método RAVI—Jal de educación en ecuanimidad compasiva. Una investigación sistemática al respecto es necesaria.

Referencias

1. Casas—Patiño, D., Rodríguez—Torres, A., Casas—Patiño, I., & Galeana—Castillo, C. (2013). Médicos residentes en México. Tradición o humillación. *Medwave, 13*(7), 1—5. doi: 10.5867/medwave.2013.07.5764.

2. https://rei.iteso.mx/items/301b47d3—fa1a—4667—92e2—1203f04c9be7

3. Ardila—Sierra, A. (2017). Límites y contradicciones al intentar humanizar la atención en una realidad de explotación médica laboral. En E. Díaz—Amado, *La humanización de la salud. Conceptos, críticas y perspectivas* (p. 135—149). Bogotá: Editorial Pontificia Universidad Javeriana.

Violencia estructural, deshumanización y cultura organizacional en la formación médica: un llamado a la transformación

La columna del treinta y uno de mayo pasado circuló en buena parte de México y motivó preguntas. Una persona preguntó acerca de quién enseña a los médicos a maltratar a sus colegas. El cuestionamiento le fue hecho al doctor Rosbel Toledo Ortiz** por un lector a quien había compartido mi columna. La columna de hoy hospeda de nuevo al doctor Toledo Ortiz, porque su respuesta es puntual y coincide con el objetivo de esta columna. Va el texto de Toledo Ortiz que firmo por completo.

La formación del personal de medicina en México y otros países de América Latina ha reproducido históricamente patrones de violencia estructural y explotación laboral, como señala Ismael Ramírez en su columna de QuieroTV del treinta y uno de mayo pasado [1]. Este fenómeno —que incluye jornadas extenuantes, normalización de humillaciones y degradación del ambiente organizacional—, vulnera derechos humanos y laborales, y tiene consecuencias éticas y clínicas profundas. Cuando compartí dicha columna, alguien me preguntó: «¿Quién los está formando bajo ese maltrato y quién lo permite?» La respuesta es incómoda, pero necesaria: nosotros mismos. Es un patrón que nadie enseña formalmente; sin embargo, todos aprendemos en la formación médica. Es la violencia que se ha normalizado como parte de la formación profesional. Este es un claro ejemplo de violencia estructural [2]; el interno de pregrado es explotado por el residente de primer año (R1), el R1 por el R2, los residentes por los médicos adscritos, y así sucesivamente. Al ser históricamente aceptado, este sistema se convierte en norma cultural y paradigma organizacional. Ocurren abusos, castigos, desplantes y jornadas excesivas que son aceptados socialmente y justificados en nombre de la supuesta «formación» o el «interés del paciente». Sin duda alguna, este ciclo es autodestructivo. El agredido se convierte en agresor y replica un sistema que perpetúa la deshumanización profesional. Es sabido que la violencia estructural «se incrusta en las estructuras sociales y normaliza la opresión y el sufrimiento» [3]. Su expresión en las instituciones sanitarias daña tanto al personal como a los pacientes. Desde un enfoque de sistemas de salud, esta violencia puede analizarse bajo los ejes de estructura, proceso y resultado (4). a) La falta de personal conduce a sobrecarga de trabajo. ¿Quién podría interesarse en profundizar una relación humana médico—paciente con el poco tiempo para atenderlos? b) La escasez de insumos y medicamentos conduce a que el personal de salud reciba quejas directas que les genera estrés adicional. c) Ausencia de políticas de cultura organizacional que incluyan espacios de salud mental y habilidades para la vida donde el personal operativo y en formación obtenga y maneje medios de contención de los factores organizacionales estresantes. A esto se suma el impacto documentado en los resultados clínicos: el *burnout* o desgaste médico se asocia con mayores tasas de error médico, menor calidad de atención y peores resultados en salud para los pacientes [7,8]. Se sabe que los médicos con *burnout* tienen el doble de probabilidad de cometer errores clínicos graves [7]. Lo que reduce significativamente la seguridad del paciente [8]. Es decir, no hay beneficio social al mantener al personal de salud en desgaste continuo. Además, las organizaciones que no atienden estos fenómenos no están considerando marcos normativos fundamentales, desde la Constitución Política de los Estados Unidos Mexicanos [9], la Ley Federal del Trabajo [10], la NOM—035—STPS—2018 [11], el Código Internacional de Ética Médica [12], y el Convenio 155 de la OIT [13]. Por otro lado, los sistemas de salud deben aspirar a convertirse en organizaciones de alta confiabilidad (*High—Reliability Organizations*, HRO), que promueven culturas de seguridad tanto para los pacientes como para el personal [14,15].

Consecuencias documentadas de la violencia estructural en salud

La violencia estructural en los entornos de formación y trabajo en salud tiene consecuencias graves documentadas como las siguientes. Ausentismo no programado y aumento del «presentismo» [16]. Falta de motivación, disminución del compromiso organizacional, con impacto en la calidad de atención [7,8,17]. Violencia física y psicológica entre profesionales [6,18]. Casos de suicidio entre médicos y residentes, asociados a *burnout* y violencia organizacional [19,20]. Sobre estos últimos, es lamentable a estas alturas atribuir a la víctima exclusivamente la responsabilidad individual de su decisión, sin considerar su entorno, relaciones sociales, redes de apoyo y la violencia estructural del ambiente laboral. En el caso de médicos residentes, existen altas tasas de depresión e ideación suicida [19]. Los entornos organizacionales tóxicos predicen conductas violentas y agresiones físicas entre el personal sanitario [18].

Estos datos demuestran que la violencia estructural no solo es un problema ético y legal, sino también de salud pública.

Propuesta de política organizacional concreta

Las instituciones de salud y universidades deben adoptar una Política Integral de Cultura Organizacional y Prevención de Violencia Laboral en la Formación Médica, con los siguientes componentes:

1. Atender las causas estructurales (suficiencia en recursos humanos, insumos, medicamentos, recursos materiales y tecnológicos).
2. Declaración explícita de cero tolerancia a la violencia.
3. Revisión estructural de cargas de trabajo.
4. Implementación de sistemas de reporte confidencial.
5. Evaluación y formación continua de líderes clínicos.
6. Mecanismos de reconocimiento positivo.
7. Evaluación de impacto clínico y cultural.
8. Avance hacia la certificación como organización de alta confiabilidad.

Una propuesta de modelo de intervención

Dimensión	Intervención/propuesta
Estructura	Por las áreas administrativas y gerenciales 1) Evaluar la capacidad de los espacios de formación médica, la suficiencia del personal operativo y de los recursos para la operación. 2) Atender las brechas identificadas. Por las áreas educativas: 3) Reformar programas de formación, adecuar carga laboral, normas de respeto.

Proceso	Por la institución de salud: 1) Fomento del trabajo en equipo entre personal operativo y personal de salud en formación y monitoreo de seguimiento. 2) Implementar comités de bienestar, programas de liderazgo ético, talleres de prevención de violencia.
Resultado	Monitorear burnout, satisfacción profesional, seguridad del paciente.

** Doctor Rosbel Toledo Ortiz es profesor de la Facultad de Medicina de la Universidad Nacional Autónoma de México y director de la Sección Técnica de Atención Primaria de Salud de la Sociedad Mexicana de Salud Pública.

Referencias

1. Ramírez I. *La deshumanización del médico vía la explotación laboral. Quiero TV*; 2025. Disponible en https://quierotv.mx/2025/05/31/la—deshumanizacion—del—medico—via—la—explotacion—laboral

2. Galtung J. *Violence, Peace, and Peace Research. J Peace Res.* 1969;6(3):167—191.

3. Farmer P, Nizeye B, Stulac S, Keshavjee S. *Structural Violence and Clinical Medicine. PLoS Med.* 2006;3(10):e449.

4. Donabedian A. *The quality of care: How can it be assessed? JAMA.* 1988;260(12):1743—1748.

5. Freudenberger HJ. *Staff Burnout. J Soc Issues.* 1974;30(1):159—165.

6. Gómez Urquiza JL et al. *Rev Med Chil.* 2017;145(8):1006—1013.

7. Shanafelt TD et al. *Ann Surg.* 2010;251(6):995—1000.

8. Panagioti M et al. *JAMA Intern Med.* 2018;178(10):1317—1331.

9. *Constitución Política de los Estados Unidos Mexicanos. Diario Oficial de la Federación.*

10. *Ley Federal del Trabajo. Diario Oficial de la Federación.*

11. *NOM—035—STPS—2018.* Secretaría del Trabajo y Previsión Social.

12. World Medical Association. *International Code of Medical Ethics.* WMA, 2022.

13. International Labour Organization. *Convention 155.*

14. Weick KE, Sutcliffe KM. *Managing the Unexpected.* 3rd ed. Wiley; 2015.

15. Chassin MR, Loeb JM. *Milbank Q.* 2013;91(3):459—490.

16. Hasselhorn HM et al. *Working Conditions in Nursing in the EU.* 2005.

17. Laschinger HK et al. *Int J Nurs Stud.* 2012;49(10):1266—76.

18. Roche M et al. *J Nurs Scholarsh.* 2010;42(1):13—22.

19. Mata DA et al. *JAMA.* 2015;314(22):2373–2383.

20. Shanafelt TD et al. *Arch Surg.* 2011;146(1):54–62.

Relación médico—paciente mutuamente acordada

Ahora que en México se dio la primera elección de jueces, magistrados, e incluyendo a los integrantes de la Suprema Corte de Justicia, uno se pregunta: ¿Podría establecerse una relación médico—paciente mutuamente acordada en el Primer Nivel del Sistema de Salud Mexicano?

Vayamos por partes: en la medicina general académica, es un acuerdo general que la continuidad de la atención por el mismo médico general a lo largo del tiempo constituye un principio valioso para obtener mejores resultados en la salud de los individuos, sus familias y las comunidades. Barbara Starfield, una de las figuras más reconocidas por sus aportaciones a las cualidades centrales de la Atención Primaria (Primer Nivel de atención de los sistemas de salud), realizó numerosos estudios en los que demostró que la AP tiene cuatro cualidades indispensables si ha de servir a la salud de las naciones.

La primera es la **continuidad de la atención**. De este modo, se profundiza en el conocimiento del caso de cada persona: su personalidad, sus preferencias, sus modos de respuesta a los tratamientos, su concepción de qué es la salud, qué es la prevención y su disposición a participar en sus propios cuidados. La continuidad ahorra una gran cantidad de tiempo en la atención de pacientes habituales y permite conocer mucho más de sus familias; en especial, cuando se hacen visitas a sus hogares y comunidades.

Otro principio es la **integralidad**: un solo médico atiende cualquier tipo de problema de salud de sus pacientes, incluyendo la salud física, mental y espiritual. Esto optimiza la solicitud de apoyo de especialistas en campos específicos.

Otro principio es la **accesibilidad**: para que un sistema de salud sea útil, debe ser accesible en lugar y tiempo. Debe estar al alcance geográfico, incluso en el medio rural, y debe estar disponible cuando se le necesita, no a semanas de distancia en el plazo para consultar a su médico.

Los servicios deben estar **centrados en la persona**, no en la enfermedad. Como señalé en entregas anteriores, no se descuida la atención técnica de la enfermedad; por el contrario, se aborda a partir de las ideas, creencias, sentimientos, significados y la afectación funcional que impacta específicamente a cada persona. La AP debe estar bien coordinada con otros servicios, como los de salud bucal y los de medicina preventiva; y, por supuesto, con los servicios hospitalarios.

Dada toda esta complejidad, se puede comprender que si los pacientes escogen a sus médicos generales/familiares y se logra construir una relación terapéutica a largo plazo (que ya expliqué en otra entrega), los resultados en salud son mejores. Esto que relatamos no es nada nuevo bajo el sol; antes de la existencia de los sistemas de salud, los pacientes en todo el mundo escogían y recomendaban a sus médicos generales y se establecían el tipo de relaciones a largo plazo que he descrito.

Los sistemas de salud, nacidos en el mundo entre las décadas de 1950 y 1960, partieron de la idea de que lo que había que tratar era la enfermedad. Así, cualquier gastroenterólogo podría tratar la úlcera péptica de una persona. Sin embargo, las úlceras pépticas, la diabetes y todas las demás etiquetas biomédicas no andan por ahí en «estado puro». Son abstracciones (conceptos teóricos) que solo se materializan en humanos concretos. Y estos seres humanos poseen ideas, sentimientos, creencias, aspiraciones, miedos, historias de vida, relaciones familiares, laborales…; y todo esto es innegable que desempeña un papel, para bien o para mal, en el curso de la etiqueta biomédica. Los médicos sin formación en esta complejidad no quieren estar en la consulta externa (a la que algunos llaman «consulta eterna»); a menudo no saben o no quieren escuchar a la persona. Por eso, el mejor ambiente para estos médicos es el quirófano o la breve «pasada de visita del encamado».

Estimado lector, espero que, con esta descripción, acepte mi argumento de que elegir al médico general —aquel al que se ve y con el que se platica más frecuentemente— es la oportunidad de compensar en mucho las dudas que quedan de la atención en los hospitales, la razón de ser de los tratamientos y muchas otras cuestiones.

Por todo esto, elegir al médico general o familiar debería ser un derecho fundamental en el sistema de salud. Asimismo, el derecho a solicitar un cambio de médico cuando la relación se ha enrarecido. Como es natural, los médicos deben recibir una compensación real y efectiva por el aprecio y la confianza que se ganan con sus pacientes. Debe, por tanto, existir un sistema de salarios ligados al número de pacientes que mantienen una relación a largo plazo con sus médicos. De igual manera, un sistema de compensación salarial por quinquenios, por permanecer en un consultorio o una población, sumado a la aceptación de los pacientes y al cumplimiento de ciertos estándares técnicos, cumpliría plenamente con al menos algunos de los criterios elementales de la Atención Primaria (AP) de Barbara Starfield, quien en paz descanse y nos legó orientaciones centrales para humanizar los servicios de salud.

> Para que una relación médico—paciente desarrolle las cualidades de «una sociedad de la inversión mutua», debe ser necesariamente a largo plazo. Para que esto sea posible, la relación debe ser aceptada por ambas partes. Creo que elegir al médico general de una familia es uno de los retos que el sistema de salud mexicano necesita superar para fomentar la confianza necesaria para metas más ambiciosas.

In memoriam:
Luis Abraham Reyes Vázquez

Un joven de veintinueve años, que cursaba su residencia de especialidad en un hospital del IMSS, se quitó la vida en Monterrey, Nuevo León, el pasado 2 de junio (1, 2); quien escribe esta columna quiere expresar su profunda tristeza por esta trágica muerte.

Los amigos de Abraham Reyes lo describen como talentoso, dedicado y una persona sensible que tocaba el piano. Quienes le conocían de cerca afirman que Luis Abraham era acosado en el hospital donde laboraba; la publicación con la noticia ha sido replicada más de diez mil veces. En los comentarios, muchas personas comparten sus experiencias de maltrato durante su paso por los hospitales como internos de pregrado y residentes.

En las dos columnas de las últimas semanas he sostenido aquí que el maltrato es un mal incrustado en la subcultura médica. Esta especie de jerarquía de tipo militar atosiga a algunos y corrompe y privilegia a otros. Un comentario en redes sociales describe que un grupo de residentes fue obligado a permanecer en el hospital, sin salir ni cambiarse de ropa, durante quince días continuos. Un «castigo» con privación de sueño y la obligación de usar la misma ropa durante esos días. Este relato describe un hecho ocurrido en Tepic, Nayarit. Y así se suceden numerosas narraciones.

Hay tristeza, pero también rabia e indignación. ¿Dónde está la Comisión Nacional de los Derechos Humanos? ¿Dónde están los funcionarios de las secretarías del Trabajo que fingen ignorar las jornadas de más de noventa horas semanales a las que son sometidos internos y residentes en México? Esta es la primera violencia institucional, a saber: la violación de las leyes nacionales y locales del trabajo. Si al menos la jornada laboral fuera la legal, los internos y residentes podrían recuperar su energía física y mental, comer con calma, dormir con un día de descanso asegurado y con una jornada máxima de cuarenta y ocho horas laborales semanales.

La educación y la práctica de la medicina deben retomar la mística de nuestro milenario origen, unir la ciencia con el sentido humano de la ayuda al prójimo. Actualmente, los sistemas burocratizados y excesivamente centrados en la administración han desvirtuado la educación y la práctica de la medicina. El suicidio de un médico al día en Estados Unidos y la trágica muerte de Abraham en nuestro país son un indicador de esa terrible tendencia. Son la punta del iceberg de un maltrato normalizado en la formación médica.

Hoy, cuando se reconoce que la compasión es un elemento fundamental en la relación médico—paciente, resulta aún más urgente la necesidad de cuidar y cultivar esta cualidad en la formación médica. El discurso y la acción están disociados. Estamos perdiendo, como sociedad y como profesión, a los estudiantes más empáticos, sensibles y dispuestos a servir. Digo esto porque, como profesor en dos escuelas de medicina, la Universidad de Guadalajara y el TEC de Monterrey, escuché a mis estudiantes de sexto y octavo semestre expresar que «los estudiantes más empáticos ya habían renunciado» antes del sexto o el octavo semestre. Diversos profesores les decían, a veces directamente: «Eres demasiado sensible; no sirves para ser médico». Esta es una falsa creencia dominante en las escuelas de medicina.

Las emociones y los sentimientos pueden ser educables. Los más empáticos son, de hecho, los mejores prospectos.

He dedicado quince años de mi vida a buscar instrumentos y métodos para la educación de los afectos. He podido demostrar que un conjunto de medios —que incluyen fragmentos de cine, casos reales, teoría sobre el método clínico centrado en el paciente y el compartir experiencias en grupos tipo Balint— conforman un método eficaz para formar en la ecuanimidad compasiva. Esta configuración permite al médico ser compasivo y, a la vez, tomar las mejores decisiones clínicas. Por eso, hoy puedo responder a los profesores que dicen a los estudiantes sensibles que no sirven para ser médicos, que están equivocados. Quienes mejor aprenden a ser ecuánimes y compasivos son los estudiantes y residentes sensibles. Estas personas aprenden mucho mejor y más rápidamente a ser compasivos y ecuánimes que los estudiantes y residentes insensibles o indiferentes. Hoy, la gran barrera para formar médicos ecuánimes y compasivos son básicamente dos: un sistema de trabajo que viola la ley, privando del sueño y del descanso; y algunos tutores, jefes de servicio y otros funcionarios que justifican la cultura de llevar al extremo a algunos residentes mientras protegen a otros. Este sistema destruye la benevolencia de los más compasivos.

Acotación

Las generaciones de mexicanos nacidos a finales de la década de mil novecientos noventa y los nacidos en el siglo XXI difieren de las generaciones nacidas en los treinta años previos. Quienes cursaron la carrera médica antes del presente siglo tenían en común una gran experiencia de convivencia con sus pares en los barrios y colonias de ciudades y pueblos. La realidad social era palpable y se aprendía a través de intensa socialización primaria en la familia, los barrios y las comunidades donde se vivía. Cuando estas viejas generaciones entraron a la escuela de medicina, el mundo tampoco era virtual, sino real para todos nuestros sentidos. Los cadáveres; los experimentos con ranas, conejos; el sacarle sangre al compañero; el explorar su cuerpo real. Explorar físicamente al paciente real... el único sentido de la palabra «virtual» era el de algo que podría llegar a ser real, pero que no lo era en ese momento. También se obedecía a las estructuras porque toda nuestra vida había tenido alguna forma de estructura más o menos permanentes. Las familias mexicanas no vivían los tremendos cambios de todo tipo que se han vivido desde los años noventa hasta la fecha.

La certidumbre era notablemente superior a su opuesto: la incertidumbre y la inestabilidad.

Yo creo que hoy la medicina mexicana vive un accidentado encuentro entre las generaciones formadas en estrecha relación con un sentido de «realidad estable y comprobable por los sentidos»; es decir, por la certeza de que las percepciones de la realidad intersubjetiva son compartidas y estables. Por otro lado, están las generaciones formadas por la «virtualidad». Los médicos que hoy rondan los treinta y cinco o cuarenta años se encuentran en un dilema sobre cómo guiar a internos de pregrado de veintiún años, quienes a menudo carecen de orientaciones básicas de sentido común en la consulta externa o el quirófano.

Por ejemplo, una médica interna de pregrado (MIP) observa a su tutora mientras esta integra el cuadro clínico de un bebé de un año, y le formula preguntas a la madre sobre el desarrollo del pequeño. De pronto, la MIP exclama en voz alta dirigiéndose a la madre: «¡Qué hermoso su bebé, se lo voy a robar!». Los adultos en la consulta quedan atónitos. Hasta ese momento, la MIP era solo una observadora de la consulta que dirige su tutora. Un MIP del «modelo antiguo» no haría una intervención así. Después de la inopinada interrupción de la MIP, la tutora intenta retomar el rumbo de la consulta; prefiere no confrontarla, pues el tiempo es muy escaso y teme que sea malinterpretada.

Cierro

La tristeza que hoy siente este columnista palidece en comparación con el sufrimiento de los padres y la familia directa de Abraham, así como de sus amigos más cercanos. La medicina y la sociedad han perdido a un médico humanizado; su familia ha perdido a un hijo, un hermano; sus amigos, a un compañero entrañable. Nada puede devolverlo a la vida; ni el arrepentimiento de los acosadores ni un hipotético suicidio de estos, agobiados por la culpa. El terrible hecho que se comenta hoy en esta columna nos habla de la ruptura del vínculo de enseñanza—aprendizaje entre las generaciones de médicos. ¿Acaso es el momento de ayudarnos con las ciencias psicológicas y con aquellas que estudian los procesos culturales, la discusión pública, el diálogo, para entender qué nos está pasando a los médicos y a la medicina?

Referencias

1. https://www.facebook.com/story.php?story_fbid=1154030856768020&id=100064833486870&mibextid=wwXIfr&rdid=G4jnrAEh3qurlupd

2. https://www.infobae.com/mexico/2025/06/07/tras—suicidio—de—medico—residente—del—imss—exresidente—de—urologia—cuenta—que—tambien—sufrio—acoso—pude—haber—sido—yo/

Grupos de riesgo mental en médicos en formación

El reciente fatal desenlace de un residente del IMSS en Monterrey, Nuevo León, México (1) es el contexto inmediato en el que escribo la presente columna. Estoy convencido de que humanizar la jornada de trabajo de médicos internos de pregrado (MIP) y residentes de especialidad (RE) es indispensable, pero no creo que sea suficiente para resolver el antiguo problema de la insatisfacción y el sufrimiento de internos, residentes y médicos en ejercicio (2). En mi opinión, se requiere una formación especial en la educación de sus afectos (englobo en «afectos» las emociones y los sentimientos). Según Charles Peirce, creador del proceso hipotético—deductivo en ciencia, para que una opinión sea relevante, debe tener un sustento de carácter científico. Eso trato de hacer en esta columna, aunque consciente de la falibilidad de toda experiencia humana.

¿Vamos a seguir enseñando el desapego emocional aunque la evidencia científica no lo apoya?

Las escuelas de medicina han sido indolentes en la tarea de educar activamente las personalidades de sus médicos en formación con la misma intensidad que enseñan anatomía, fisiología, farmacología, etcétera. La indolencia es todavía mayor en las fases clínicas en las que los MIP y los RE deben tratar personas reales en infinidad de situaciones emocionalmente intensas (desde comunicar malas noticias sobre enfermedades graves, la muerte, las pérdidas corporales, el dolor físico, el sufrimiento emocional, las anomalías congénitas... la lista es interminable).

El tema es realmente grave porque, además de no hacer absolutamente nada por educar los afectos, predomina en las escuelas de medicina y en los sistemas de salud la indicación prescriptiva de ser emocionalmente desapegado, lo que equivale a decir: «no te involucres emocionalmente», «no sientas», «bloquea tus emociones», «no desarrolles tus afectos». Esta situación la expliqué a fondo en una primera publicación en 2016, cuando usé por primera vez los cortos de cine que armé para explorar las diferencias de afectos entre estudiantes de medicina y médicos familiares experimentados (3). De ahí nació mi proyecto de enseñar ecuanimidad compasiva (que publiqué en mi tesis doctoral en 2024) y que explicaré en otro momento. Lo importante ahora es que pude darme cuenta de que el método de cortos de cine podría ser de relevancia para la detección de estudiantes de medicina con alto riesgo emocional en el futuro previsible.

Los hallazgos de grupos definidos de estudiantes respecto a su perspectiva afectiva en relación con la práctica futura de la medicina constituyeron un descubrimiento. Yo intentaba preparar a los estudiantes del octavo semestre, quienes empezarían el internado de pregrado en el semestre siguiente, para que previeran que, tarde o temprano, tendrían un paciente que moriría en sus manos o, al menos, frente a ellos (4). Los estudiantes eran expuestos a cortos de cine, integrados en un video de veinticinco minutos, en un ambiente de aula psicológicamente protegido. Después de la exposición hubo foros donde expresaron libremente sus opiniones y concluyeron con una tarea escrita. Todo dentro de un curso formal de «medicina familiar de nuevo tipo» en una escuela de medicina privada en Guadalajara. Y aquí vienen los hallazgos que agrupamos en cinco tipos de estudiantes.

Grupo 1, los entusiastas. Expresaron ideas como: «Este tema es de mucha ayuda, me prepara para situaciones reales».

Grupo 2, empatía baja. Ejemplo: «Para mí es difícil conectarme emocionalmente... no tenía la curiosidad de hacerlo».

Grupo 3, empáticos por haber sido pacientes. Ejemplo: «No se puede ser buen médico si antes no se ha sido buen paciente».

Si bien el Grupo 3 podría representar pronósticos inciertos de salud mental, sus indicadores no son tan reveladores para prever resultados negativos en salud mental como los del Grupo 4 y el Grupo 5.

Grupo 4, conflicto emocional—vocacional. Ejemplos: «Realmente soy un loco por estudiar esta carrera. ¿De qué sirve todo esto si muero mañana?». Un segundo ejemplo: «Estudiar una profesión por la que no se siente pasión puede hacer infelices a las personas...». Un tercer ejemplo: «...siento deseo de llorar, pero desconozco si es de alegría o de tristeza».

El Grupo 5 representa muchas incógnitas, dado que reúne a los estudiantes que parecían tener emociones atrofiadas, aplanadas, guardadas por completo en su interior. A diferencia del resto, que expresaron un amplio rango de emociones, el Grupo 5 fue totalmente indiferente en sus expresiones. Se quedaron en frases genéricas, evitando hacer expresiones en primera persona o de contenido afectivo. Ejemplos: «...la muerte es algo inevitable...». «El tiempo en que vivimos es el único con que contamos». Llama la atención que se evade por completo reconocer que son médicos en formación y que enfrentarán la muerte de sus pacientes, la de sus cercanos y la de sí mismos.

Conclusión

La reciente tragedia, derivada del suicidio de un médico residente, obliga al Estado mexicano a ser congruente con su enunciada visión humanista. Una manera efectiva de lograrlo es equiparar la jornada laboral de los MIP y los RE con lo establecido en nuestras leyes laborales. Eso sería un gran avance; pero resultará insuficiente si las escuelas de medicina y las propias instituciones no asumen con seriedad científica la formación en autoconocimiento y procesamiento emocional de los profesionales de la salud. Un paso más congruente es financiar estudios que puedan establecer un valor pronóstico para prevenir enfermedades mentales desde la selección de los estudiantes y a lo largo de su trayectoria formativa. Otra línea de investigación es buscar los mejores medios para ayudar a mejorar la salud mental de quienes ya están en la fase de MIP y RE.

> Algunos informes sobre el uso de videos compuestos por cortos de cine seleccionados en estudiantes de medicina parecen prometedores para generar autoconocimiento que facilite la identificación temprana de riesgos emocionales en su futuro desempeño profesional. Considero muy importante la investigación al respecto.

Referencias

1. https://quierotv.mx/2025/06/14/in—memoriam—luis—abram—reyes—vazquez

2. https://www.revmexmedicinafamiliar.org/abstract.php?id=27

3. https://www.researchgate.net/publication/319310888_EMOCIONES_RELACION_MEDICOPACIENTE_Y_CINE_COMPARACION_ENTRE_ESTUDIANTES_Y_MEDICOS_FAMILIARES_UNA_INVESTIGACION_CUALITATIVA_EMOTIONS_DOCTORPATIENT_RELATIONSHIP_AND_CINEMA_COMPARISON_BETWEEN_STUDENTS_AND

4. https://www.sciencedirect.com/science/article/pii/S1575181318300822

Los diagnósticos imposibles en medicina familiar o general

Un querido amigo de mi generación de la Escuela de Medicina de la Universidad de Guadalajara, el hematólogo Carlos Silvestre Ron Guerrero, describió un nuevo síndrome de neutropenia grave (disminución grave de glóbulos blancos que protegen contra infecciones). Carlos atendió a una niña de dos años con neutropenia grave que también presentaba una forma de albinismo congénito (áreas de la piel sin pigmento) y estrabismo convergente (una forma de desviación de la mirada). Cuando mi amigo visitó a la familia de su paciente, observó otros casos similares en la comunidad. Su investigación concluyó que se trataba de una enfermedad ligada al cromosoma X (las mujeres poseen dos y los hombres solo uno). Como resultado, los fetos masculinos se abortan o fallecen poco después de nacer (1). El síndrome de Ron fue publicado en 2012. Se trata de una enfermedad rara, pero que ya se manifestaba clínicamente de forma completa. Lo que faltaba era que la medicina la identificara y clasificara como tal. Este ejemplo sirve para contrastar la labor de los médicos generales, quienes se enfrentan a la situación opuesta: nos toca atender continuamente muchos casos que se encuentran en fases iniciales y aún no configuran una enfermedad conocida.

Diferencias en el proceso diagnóstico a nivel hospitalario y la medicina general o familiar

Carlos me contó que un apreciado profesor le dio un último consejo cuando terminó su especialidad en el Hospital Civil de Guadalajara: «...cuando no sepas qué tiene un paciente que atiendes, solo hay dos posibilidades: que seas un ignorante o que estés frente a algo que no ha sido descrito». Como estudioso que es Carlos, buscó intensamente en la «literatura médica» y se convenció de que estaba ante algo nuevo. ¿Este principio aplica a la medicina general o familiar? Parcialmente, ya que en nuestro ámbito existen más posibilidades que las dos sugeridas por el profesor de mi amigo. En el primer nivel de atención, donde la medicina general trabaja, hay una tercera razón para la dificultad diagnóstica: los síndromes prodrómicos (2).

Los estudios de ecología de la salud han demostrado desde 1950 que, de cada mil personas en una comunidad, ochocientas personas presentamos algún síntoma en un mes típico. De estas ochocientas, unas doscientas cincuenta buscan atención con algún médico general o un «médico alternativo». De estos doscientas cincuenta pacientes, menos de diez son enviados a un hospital de segundo nivel y solo uno es atendido en un hospital de alta especialidad (2). **Síndrome prodrómico** significa aquello que antecede a algo, y ese algo puede ser una enfermedad definida o la resolución completa de los síntomas. Algunos ejemplos incluyen dolor abdominal sin datos específicos de apendicitis, colecistitis o pancreatitis. Muchas veces, retrospectivamente, se diagnostica trastorno funcional intestinal. El síntoma a veces es una evacuación anormal que no se repite, o episodios de vómito sin características específicas. Fiebre de diferentes grados con pocas horas de evolución y sin datos para ubicar su origen; síntomas urinarios con un examen de orina normal. Dolor en alguna pierna que desaparece en pocos días; dolor en alguna articulación sin inflamación y sin causa identificada por el paciente. Temblores del párpado, insomnio, inquietud, olvidos cotidianos; temores de cáncer surgidos por algo visto en la televisión, donde el paciente percibe un nódulo en su propia costilla. Temor a sufrir una embolia por una molestia facial matutina. ¡Ni qué decir de episodios de angioedema que claramente hinchan el rostro y desaparecen antes de la consulta médica! Los síndromes prodrómicos son una lista interminable a la que los médicos generales del mundo nos enfrentamos día a día. Solo la relación médico—paciente sólida, de confianza, permite hacer el seguimiento cuidadoso y sistemático (término inglés *watchful waiting*). Por dar un ejemplo, la investigación en Atención Primaria ha demostrado que los síndromes prodrómicos febriles en niños y adultos desaparecen en 50 % de los casos alrededor del quinto día de evolución, sin que se haya manifestado un cuadro clínico conocido.

En el primer nivel de atención en el que me desenvuelvo se identifican claramente cinco grupos de situaciones en las que es imposible hacer el diagnóstico en el sentido en que se enseña en la escuela de medicina y se aplica en los hospitales:

1. En los cuadros autolimitados previamente descritos.
2. Cuando un tratamiento prescrito impide que se desarrolle otro cuadro; por ejemplo, cuando, la administración de antibióticos para tratar una bronquitis, impide el desarrollo de una neumonía bacteriana incipiente.
3. Cuando las enfermedades se solapan; por ejemplo, cuando la artrosis inicial es seguida por la aparición de una artritis claramente inflamatoria.
4. Cuando la enfermedad tarda meses o años en manifestarse; por ejemplo, en la esclerosis múltiple y otros problemas autoinmunes del sistema nervioso central. También en casos de lupus eritematoso sistémico, entre otros. En estos casos, los síntomas iniciales son vagos durante semanas, meses o

años y no pueden distinguirse de los síntomas de somatización psicológica. También puede suceder que alguien con años de somatización desarrolle sutilmente una enfermedad autoinmune como el lupus eritematoso sistémico, la espondilitis anquilosante, o los síndromes inflamatorios intestinales como la enfermedad de Crohn, tras años de síndrome de intestino irritable.

5. Un grupo especialmente complejo se da cuando la enfermedad y la personalidad están prácticamente fusionadas; un ejemplo es el síndrome de fibromialgia, antes conocido como *fibrositis* (2).

En resumen, la medicina general o familiar, pilar fundamental del primer nivel de atención, tiene características epidemiológicas distintas de las de los niveles hospitalarios. No obstante, paradójicamente, nuestra formación se rige por los principios y métodos clínicos propios de los niveles hospitalarios. Hans Selye se quejaba de que a principios del siglo XX sus profesores le impidieron estudiar científicamente los síndromes prodrómicos que poderosamente le atraían. Cuando pudo decidir la dirección de su trabajo, sus estudios sobre los síntomas iniciales lo llevaron a desarrollar la teoría del estrés en los seres vivos (3).

No obstante, la escuela de medicina sigue dejando fuera el estudio de los síndromes prodrómicos y la propia teoría de la respuesta al estrés como fundamento explicativo de la enfermedad.

En consecuencia, cuando se presentan síntomas y no hay un diagnóstico claro de la enfermedad, lo que procede es un acompañamiento cuidadoso con la mínima intervención médica posible.

Cabe advertir que las etiquetas médicas (los diagnósticos biomédicos) se tratan como entidades reales en sí mismas, cuando en realidad son meras abstracciones de la realidad. Para ilustrarlo: así como la abstracción «vida» no existe en estado puro —solo se manifiesta en un organismo vivo, ya sea una célula, un ratón o un humano—; de forma análoga, la abstracción «diabetes mellitus tipo 2» no existe en estado puro. Existen personas en quienes la abstracción «diabetes» puede dar cuenta de ciertos procesos orgánicos alterados. Por tanto, se comprenderá que es imposible tratar una abstracción (que es lo que por décadas han intentado los programas nacionales de control de las enfermedades X y Z).

Sin conocer las experiencias de la persona, sus ideas, expectativas, su propio concepto de salud y función, la dinámica de su contexto... no podemos alcanzar un entendimiento común, establecer acuerdos ni diseñar planes de acción para el médico y el paciente. No es que el programa sea equivocado en sí mismo, está diseñado para poblaciones. Lo que falta es **cómo** aplicarlo en **cada persona**. Esto se denomina *método clínico centrado en la persona*, y no se imparte en México.

De este modo, con aproximadamente el cuarenta por ciento de las consultas sin un diagnóstico claro y un sinfín de problemas crónicos por resolver, y careciendo del conocimiento del método clínico centrado en la persona, el primer nivel de atención se encuentra gravemente limitado en su potencial para contribuir a la promoción de la salud positiva y el cuidado oportuno cuando los síntomas emergen en el horizonte clínico. Si desea un panorama general del significado de la *medicina centrada en la persona* y de su *método clínico*, sugiero la lectura de la siguiente editorial (4).

Síndrome prodrómico: una definición

El **síndrome prodrómico** se define como un conjunto de síntomas y signos clínicos que, al no haber evolucionado lo suficiente en el tiempo, no configuran aún una enfermedad clínica que pueda ser diagnosticada, incluso mediante exámenes de laboratorio. Para manejar esta etapa de incertidumbre se requiere que el médico demuestre seguridad en sí mismo, gane la confianza del paciente y su familia, y se comprometa a seguir el caso hasta su resolución. El *método clínico centrado en la persona* constituye una parte esencial de este crucial seguimiento.

Referencias

1. Ron—Guerrero, C.S. (2012). Neutropenia congénita asociada con estrabismo y nistagmus: nuevo síndrome ligado al cromosoma X. Estudio de una familia. *Revista de Hematología México*, 13(2), 58—64.
2. Freeman, T. R. (2016). *McWhinney's textbook of family medicine*. New York: Oxford University Press.
3. Selye, H. (1984). *The stress of life*. New York: McGraw—Hill.
4. Ramírez—Villaseñor, I. (2018). *Medicina centrada en la persona y método clínico centrado en el paciente. ¿Qué son? Revista Mexicana de Medicina Familiar*, 5(1), 53—54.

El «paciente oculto» y el síndrome del «corazón roto»

El tema de este capítulo es uno de los ausentes en las facultades de medicina y en los sistemas de salud para la formación de médicos generales con alta capacidad resolutiva.

El «paciente oculto» (*hidden patient*)

Las familias humanas, independientemente de su cultura y momento histórico, constituyen grupos primarios en los que se entrelazan intensas relaciones de índole biológica, psicológica y social. Lo que afecta a un miembro en cualquiera de estos ámbitos, repercute en los demás miembros familiares en cualquiera de esos campos. Así, cuando en el seno familiar existe un menor con un trastorno crónico del desarrollo cuyo cuidado demanda cuantiosos recursos físicos y temporales, se pueden ver considerablemente mermados los recursos familiares destinados a los hermanos sanos. En este escenario, no solo se manifiesta el concepto de «desgaste del cuidador» —una categoría bien conocida por el personal médico y sanitario—; sino que también puede estar gestándose un «paciente oculto». Es decir, un hermano (o más de uno) que reprime sus sentimientos de rechazo y la sensación de no ser tomado en cuenta, dado que la atención familiar se centra en el miembro con discapacidad. En tal situación, se puede generar discordia familiar y sentimientos destructivos que pueden conducir a conductas disruptivas. En adolescentes, por ejemplo, se puede precipitar el uso de drogas. Un médico general que visita a la familia del paciente con discapacidad podría discer-

257

nir esta posibilidad de primera mano al observar a los hermanos de su paciente y la dinámica de su relación con el familiar con discapacidad. Invitar a los hermanos a consulta para que expresen, con total garantía de confidencialidad, cómo viven y perciben la situación familiar, resulta de un gran valor preventivo y terapéutico.

Circunstancias descritas por McWhinney en las que es muy posible que ocurra el fenómeno del «paciente oculto» (descrito originalmente por Medalie en 1975), incluyen los casos en que la familia padece la discapacidad crónica de alguno de sus miembros. En tales situaciones, los sentimientos de desesperación y desconsuelo de los hijos se relacionan más con el sufrimiento de los padres que con el grado de discapacidad crónica del familiar (1). Otra situación en la que este problema es muy frecuente es cuando existe algún familiar en fase terminal. Ya sea que el enfermo terminal se encuentre en casa o en el hospital, la urgencia de concentrar los recursos familiares en este apremiante proceso a menudo relega al olvido las necesidades biopsicosociales de otros miembros de la familia. El «paciente oculto» también es frecuente en el caso de familias con personas con trastornos mentales graves como la esquizofrenia que no alcanzan una funcionalidad social adecuada.

El síndrome del «corazón roto» (cardiomiopatía por estrés)

Este «síndrome del corazón roto» es una manifestación del «paciente oculto» que evidencia la unidad mente—cuerpo, postulada por la medicina familiar académica como uno de sus cuatro principios filosóficos (un aspecto que se desarrollará en otra columna). Quienes padecen este síndrome pueden enfermar gravemente y, con frecuencia, fallecer de insuficiencia cardíaca aguda, desencadenada por estrés severo. Los síntomas son los mismos que suele tener una persona con un infarto cardíaco; pero en el caso de la persona con «corazón roto», los resultados de los exámenes de enzimas cardíacas son normales, pues no hay isquemia, a diferencia del infarto clásico. Estos pacientes suelen ser enviados a casa «porque no tienen infarto». Y así es, no lo hay. Sin embargo, el músculo cardíaco —sin isquemia— no puede contraerse debido al efecto de las cantidades masivas de hormonas del estrés. Si no se trata como una insuficiencia cardíaca aguda, el paciente fallece en las horas siguientes. ¿Qué tiene que ver este «corazón roto» con el tema del «paciente oculto»? Verá, este síndrome se observa en familiares cercanos de personas que están atravesando un sufrimiento severo. McWhinney narra el caso de una mujer de sesenta y cinco años cuya hija de cuarenta estaba en la fase final de un cáncer de mama y sufría intensamente sin que la terapia paliativa lograra aliviarla. Además, la madre sufrió una crisis con un hijo adolescente quien había huido de casa.

En este contexto, cuando su hija entró en sus últimos días, la madre desarrolló el síndrome de corazón roto, fue al hospital, se la dio de alta «porque no tenía infarto» y murió en su casa pocas horas después.

Este síndrome de estrés agudo severo ha sido descrito, por ejemplo, en personas que estuvieron a punto de ahogarse en el mar y que, tras ser salvadas, desarrollan horas o días después una cardiomiopatía aguda severa debido al intenso estrés de la «casi muerte».

El cuadro clínico se describe también como el **síndrome de takotsubo** (2).

El organismo, dadas sus respuestas básicas a cualquier amenaza vital mayor (biológica, psicológica o social), desencadena una respuesta general al estresor, como se observó antes (3).

Como se podrá apreciar, la medicina general posee un conocimiento particular de su campo. Uno de los libros fundamentales de esta disciplina es el originalmente escrito por Ian McWhinney (1), que, lamentablemente, no se estudia en las escuelas de medicina en México ni en los programas de residencia de medicina familiar.

Un médico general que no realiza un seguimiento a largo plazo de las personas que atiende y que, además, ignora conceptos como el aquí descrito, difícilmente podrá brindar cuidados preventivos y curativos efectivos a sus pacientes y familias.

El **paciente oculto** es un concepto que se refiere a la existencia de un enfermo en una familia que no comunica sus síntomas al médico ni a sus familiares.

Este concepto está asociado a la presencia de otro enfermo que requiere múltiples cuidados por parte de la familia.

El **paciente oculto** puede ser o no el cuidador del enfermo conocido.

El **síndrome del corazón roto** es un fallo grave del miocardio, frecuentemente asociado al sufrimiento derivado de presenciar el dolor severo y persistente de un ser querido.

También ocurre en situaciones de respuesta muy intensa al estrés físico.

Clínicamente, se presenta con los síntomas de un infarto agudo del corazón; sin embargo, puesto que las enzimas (proteínas) del músculo cardíaco son normales, se descarta el diagnóstico de infarto.

Los pacientes mueren en casa si no se trata su falla cardíaca aguda.

Este problema ejemplifica que los médicos están entrenados para tratar enfermedades, no personas.

Cuando no encuentran la «patología», en su mente surge el pensamiento: «no hay problema, no es grave».

Referencias

1. Freeman, T. R. (2016). *McWhinney's textbook of family medicine*. New York: Oxford University Press.
2. Wittstein, I. S., Thiemann, D. R., Lima, J., Baughman, K. L., Schulman, M., & Gerstenblith, G. (2005). Neurohumoral features of myocardial stunning due to sudden emotional stress. *New England Journal of Medicine, 352*(6), 539—548.
3. https://quierotv.mx/2025/01/11/estresores—psicosociales—pueden—causar—enfermedad—aguda—grave—un—caso—real

¿El efecto terapéutico ocurre sobre la etiqueta diagnóstica o sobre la persona?

Como dice el dicho, «una cosa lleva a la otra». Así, en el proceso de poner por escrito algunas ideas y dictar dos conferencias la semana pasada —una sobre mis experiencias con pacientes reales que narran su padecer a estudiantes de medicina (1) y otra sobre la unidad de lo mental y corporal, así como las pruebas de la integración del conocimiento a nivel psicológico, neurológico, inmune y endocrinológico— me surgió un chispazo de entendimiento. ¿Qué fue lo que comprendí? Nada que los pacientes no sepan: el médico, en realidad, no trata la etiqueta diagnóstica que cree tratar («diabetes, infección urinaria, lupus eritematoso», etcétera).

Su poder terapéutico se ejerce sobre la persona—paciente y sus seres queridos.

Es algo sencillo de entender si lo observamos desde una perspectiva sin entrenamiento médico.

Pero los médicos solemos creer que estamos tratando la diabetes tipo 2, la infección urinaria baja o alta, etcétera.

Nuestro entrenamiento y acumulación de conocimiento científico impersonal nos enajena hasta el punto de asumir que estamos tratando la etiqueta diagnóstica más que al paciente real que la padece.

Dado que la filosofía del conocimiento no se imparte como materia de estudio, nos confundimos y asumimos que las etiquetas diagnósticas son realidades en sí mismas.

Pero no es así; el concepto «vida» no existe en estado puro; debe estar contenido en un organismo tangible, ya sea una célula, un ratón o un humano.

De igual manera, los conceptos «diabetes» o «infección urinaria» son etiquetas diagnósticas que solo existen contenidas en personas concretas (2).

¿Para qué este discurso filosófico sobre la diferencia entre etiqueta diagnóstica y persona—paciente?

Si no hubiera practicado la medicina durante casi cuarenta años, no creería lo que voy a decir: los médicos son enseñados a tratar diagnósticos y, hoy en día, muchos tratan estudios de laboratorio.

Esta dramática situación fue advertida desde 1960 en Estados Unidos (3).

Desde entonces, ha habido muchos esfuerzos para «humanizar» la medicina.

Se han creado cursos de humanismo, ética y lecturas clásicas; pero hasta ahora no se han asumido los errores filosóficos derivados de creer que una etiqueta diagnóstica es una entidad real separada de la persona.

La indudable apariencia de materialidad de la etiqueta diagnóstica se consolida con el hecho de que en medicina se usan dos sistemas clasificatorios para las etiquetas de enfermedad: uno para la enfermedad física (Clasificación Internacional de Enfermedades, CIE) y el otro para enfermedades mentales sin evidencia de lesión física (Diagnóstico Estadístico de los Trastornos Mentales, DSM).

La CIE, versión 11 (CIE—11), cuenta con alrededor de 120 000 etiquetas diagnósticas.

Mientras que el DSM inicialmente describía 106, la versión 5 suma 216 (más sus subtipos derivados).

Dado que la estructura administrativa del sistema de salud mundial se alimenta de las estadísticas que se generan con estas miles de etiquetas, el médico está obligado a priorizar el registro del código preciso de cada enfermedad (no de cada paciente) que atiende, con lo cual la atención de la persona queda en segundo plano.

Si una persona ha sido educada para pensar que las etiquetas diagnósticas son entidades objetivas, se le obliga a anotar la clave de cada una de ellas, y la investigación científica que lee trata sobre etiquetas de enfermedades... ¿podría asumir que está tratando enfermedades en lugar de personas?

Algunos podrían pensar que exagero.

Lamento decirles a mis lectores y colegas que la acción consciente e inconsciente está precedida por conceptos, ideas e intenciones.

Y es tal el peso de la educación centrada en la enfermedad que médicos con experiencia reciben a sus pacientes así: «Soy el doctor Fulano de Tal y voy a atenderle; primero le voy a hacer unas preguntas...». El médico no capta que está centrado en sí mismo y en cumplir con los registros que le exige el expediente electrónico.

Empezar a hacer preguntas para registrar datos en la historia clínica, **antes** de saber las razones por las que el paciente busca atención, es poner en primer plano al sistema de registro; esta práctica está centrada en el médico y limita severamente la narración del paciente, la cual sería de gran ayuda para el diagnóstico profundo que ya describí antes.

Algunos pacientes no vuelven con ese médico al pensar: «Ni siquiera pude decir a qué iba».

¿Cómo se genera esta confusión que considera real a la etiqueta y la pone en el centro de la actuación médica?

La medicina está regida por estamentos universitarios (sector académico) y altos funcionarios de los sistemas de salud (sector directivo).

La investigación está dirigida por expertos en epidemiología y estadística (sector de la investigación científica) (4).

Ninguno de estos tres estamentos dirigentes **ve** pacientes; el único que atiende pacientes es el sector operativo, y este no tiene poder sobre los tres sectores anteriores.

Otro punto es que en la educación médica no existe formación para aprender a escuchar las narrativas de los pacientes. Muy pocos médicos saben que las **narrativas de los pacientes** son de tres tipos: Las de **restitución**, mediante la cual la persona narra una cuestión resuelta; es la persona que emergió del dolor o sufrimiento del pasado. Los relatos de **búsqueda**, cuando la persona no sale todavía por completo del sufrimiento, la pérdida de la salud, etcétera, pero empieza a ver la luz al final del túnel. A los médicos les suele gustar escuchar estas historias de situaciones resueltas o en vías de resolución. Pero las narrativas de **caos** son otra cosa. Las personas están en medio de su purgatorio y expresan su indefensión extrema, su dolor, la incertidumbre indescriptible, su ansiedad, su culpa, su rencor, su lucha interna y contextual (5).

Como es fácil de imaginar, saber escuchar las narrativas de **caos** requiere formación sistemática; así que, en lugar de asumir la tarea, los estamentos dirigentes de la medicina prefieren mirar a otra parte. Es una clásica negación de la realidad de la subcultura médica. Creo que una alternativa educativa es que los estudiantes de medicina escuchen a **pacientes reales** dentro del currículo formal que los forma. Considero que alguien debe decir a los estamentos que determinan el futuro de la formación y organización de los sistemas de salud en México que la vía de los **pacientes simulados** (actuados por actores profesionales) es un sinsentido en el campo de las narrativas de personas reales porque impide al estudiante confrontarse con el mundo real de su profesión.

Por extraño e ilógico que parezca, la educación médica condiciona al médico en formación a creer que su objetivo es **diagnosticar y tratar etiquetas y no personas** que le dan existencia real a los diagnósticos. El sistema asistencial refuerza la tendencia al privilegiar los registros médicos por sobre la escucha de las narrativas de los pacientes. Los médicos no son formados para saber escuchar las **narrativas de los pacientes**. Estas son de tres tipos: de **restitución**, **búsqueda** y **caos**. Escuchar terapéuticamente las narrativas de caos requiere procesos educativos largos y complejos. Sin esa formación, el humanismo médico es solo una buena intención.

Referencias

1. Ramírez—Villaseñor, I., & García—Serrano, V. G. (2019). Pacientes como profesores en la escuela de medicina. *Archivos en Medicina Familiar. An International Journal.*, 21(2), 35—43.
2. Selye, H. (1984). *The stress of life.* New York: McGraw—Hill.
3. Charon, R., Banks, J. T., Connelly, J. E., & Hawkins, A. H. (1995). Literature and medicine: Contributions to clinical practice. *Annals of Internal Medicine*, 122(8), 599—606.
4. Friedson, E. (1984). The changing nature of professional control. *Annual Review of Sociology*, 10, 1—20.
5. Gold, E. (2007). From narrative wreckage to islands of clarity. Stories of recovery from psychosis. *Canadian Family Physician*, 53, 1271—1275.

«Síntomas prestados» para conseguir medicamentos

Es muy difícil hacer entender a los estamentos académicos y directivos (1) de la medicina que el primer nivel de atención es mucho más de lo que perciben, y que el médico general/familiar necesita una formación mucho más profunda de la que actualmente recibe. Un ejemplo de lo que necesita comprender el MG/MF es el concepto de «síntomas prestados». Consiste en que un paciente le presenta al médico síntomas que *no* tiene en realidad. La intención es obtener prescripciones de medicamentos para otra persona. El concepto no está descrito en las publicaciones médicas; sin embargo, es conocido por los médicos generales que trabajan en instituciones como el IMSS. En mi práctica pude verificar lo que voy a describir debido a la confianza que tenían algunos pacientes y por el conocimiento personal de viejos amigos que vivían en el área de cobertura de la clínica donde yo trabajaba. Los jefes de servicio que conocen a personas en los barrios a los que acuden las personas a consulta pueden tener una buena idea de cómo funciona el mecanismo de este fenómeno social.

¿En qué consiste el síndrome de los «síntomas prestados»?

Consiste en que una persona derechohabiente va a consulta expresamente a conseguir medicamentos para alguien no derechohabiente. Relato un caso que me comentó un paciente cuando era jefe de servicio en una clínica: «Cuando alguien en la cuadra viene al seguro, le dice a algún vecino si necesita alguna medicina porque tiene cita con su médico familiar, y si quiere le puede traer naproxeno, diclofenaco, paracetamol o algo para la gastritis... y así se lo consigue y se lo trae».

En las consultas con «**síntomas prestados**», los diálogos son muy variados, desde la consulta por un dolor epigástrico, agruras, dolor de rodilla, dolor de cabeza, dolor general de abdomen, etcétera. Los médicos no pueden comprobar la simulación clínica en un consultorio. A lo más, pueden sospechar que «algo no encaja» cuando en consultas posteriores el paciente recuerda vagamente *qué* tenía y *qué* se le prescribió. La única forma de comprobación sería que el propio paciente que ha obtenido la medicación lo exprese directamente. Una investigación cualitativa en los barrios donde vive la gente podría arrojar luz sobre este tema. Un síndrome muy cercano al que describo es el de pedir medicamentos «para en caso de que los necesite». Cualquier medicamento que algún miembro de una familia use de manera permanente está sujeto al síndrome de acumulación. En muchos hogares se puede ver el fenómeno de la **acumulación de medicamentos** del servicio público o el de las «muestras médicas» que regalan los médicos de barrio y que los laboratorios deducen de sus impuestos.

Cuando se tiene derecho a un servicio como el sistema de los bancos privados en México, el fenómeno es todavía mayor. Trabajé cinco años en un sistema de ese tipo; en la clínica, colaboré con internistas, traumatólogos, pediatras y urólogos. Podíamos prescribir libremente cualquier medicamento de patente. Hubo pacientes que me contaron historias de amigos que vendían los medicamentos cada mes; así obtenían un ingreso mensual. Con esto quiero decir que el fenómeno no es privativo del sector público, sino de todo espacio donde la prescripción de medicamentos sea parte de una prestación. Ante esta extendida situación, es intrigante que las instituciones suelan oponerse a los proyectos de investigación sobre el fenómeno de las conductas sociales que buscan obtener medicamentos sin necesidad terapéutica para quien los pide al médico.

¿Qué parece favorecer el fenómeno de los «síntomas prestados»?

Cuando la motivación no es vender el medicamento, sino la de ayudar a alguien no derechohabiente, la raíz radica en la falta de un sistema de salud de cobertura universal que deja fuera a personas en condiciones de pobreza. La prescripción por «síntomas prestados» podría ser más frecuente en médicos que no revisan físicamente a sus pacientes y en aquellos que trabajan bajo el sistema de «unifila». En el primer caso, los pacientes saben que, si muestran muchos síntomas a ciertos médicos, estos, en lugar de realizar una exploración física exhaustiva, prefieren la vía rápida de recetar medicamentos.

En el caso de la «unifila», el médico recibe pacientes que no conoce y se enfrenta a una situación de premura ante una persona que *no seguirá* siendo su paciente. Ambas situaciones están inmersas en la prolongación de licencias laborales (incapacidad para el trabajo) y muchos pacientes conocen muy bien cómo sacar la mejor ventaja del desorden organizacional.

En mis columnas semanales que escribo para Quiero—TV de Guadalajara, México, me propuse mostrar que la medicina general es mucho más de lo que se enseña en las escuelas de medicina y las residencias de medicina familiar en México. Esta columna defiende un resurgimiento de la medicina general, a la que considera indispensable para elevar los niveles de salud de la población. «Salud» aquí quiere decir «tener los mejores recursos físicos, mentales y sociales para llevar una vida lo más floreciente posible». Si solamente enseñamos a prescribir fármacos y seleccionar pacientes para el nivel hospitalario, eso es lo que esperará recibir un paciente que consulta en el primer nivel de atención de su médico general. La medicina general es mucho, mucho más que eso.

«**síntomas prestados**» es un concepto no descrito en la medicina. Consiste en que algunos pacientes del Primer Nivel de Atención consultan a su médico con síntomas que no tienen, con la finalidad de conseguir una prescripción para otra persona y para disponer de medicamentos que podrían necesitar. En los espacios en que se prescriben fármacos de marca original y de alto precio, he podido constatar que algunos pacientes obtienen los medicamentos para comercializarlos. Creo que esta es una de las posibles explicaciones del fenómeno de acumulación de fármacos en el hogar que se observa ampliamente en México. Las instituciones de salud suelen negar la existencia de este fenómeno social complejo.

Referencias

1. Friedson, E. (1984). *The changing nature of professional control. Annual Review of Sociology*, 10, 1—20.

Simular para obtener beneficios

Las escuelas de medicina y las instituciones asistenciales sufren el impacto de los pacientes simuladores. Un buen número de casos de este tipo llegan a los tribunales. Sin embargo, el problema psicosocial denominado «simulación en medicina» no está en el currículo de las escuelas de medicina ni en la formación de los médicos familiares. En mi práctica como jefe de departamento de una clínica del IMSS en Guadalajara, México, abordamos sistemáticamente esta cuestión a partir de las aportaciones de una subespecialidad de la psiquiatría en un libro que incluyó el tema «síndromes engañosos, trastorno ficticio y simulación» (1).

Tres cosas distintas que a simple vista parecen una sola

El tema es muy complejo y tengo claro que estoy escribiendo para el público general sin olvidar que me leen colegas y hasta uno que otro académico. En sendos episodios explicaré tres temas que es indispensable distinguir.

El simulador «con agenda propia»: la agenda posible es grande: evitar el trabajo, engañar al patrón, obtener una licencia en un trabajo para dedicarse a otro. Demostrar estado disfuncional ante un juzgado para apelar o ganar un fallo. Puede buscar simular para demandar a un médico... Este tipo de paciente tiene plena consciencia de lo que busca y cómo lo busca.

El segundo grupo es **la persona que simula para recibir compasión**. Puede inducir daños físicos reales, pero no existe una búsqueda objetiva de ganancia, excepto ser tratado con empatía y compasión. Hay un subtipo en el que se causa daño a un familiar o cercano con la misma intencionalidad.

El tercer grupo es lo que todavía **algunos conocen como «somatización»**: la persona no finge, no tiene una agenda propia, sufre genuinamente y no puede deshacerse de sus síntomas. Con demasiada frecuencia, los médicos le confunden con alguien «con agenda propia». Empezaré por explicar el caso del simulador «con agenda propia».

El simulador que busca beneficios materiales (*malingering* en inglés) (2)

Es importante advertir que no es un diagnóstico, sino un trastorno social de conducta indeseable que tiene habitualmente ramificaciones legales. Se exageran los síntomas cuando existen, o se inventan. Se simulan enfermedades físicas y también psicológicas (el extremo puede ser simular psicosis para librar responsabilidad legal en un homicidio). Habitualmente la ganancia identificable es de orden financiero; se suele describir como una ganancia secundaria. Ocurre mucho cuando la persona tiene un accidente en una industria, o su trabajo es de mucho riesgo, o está sujeta a alta presión laboral. En EE. UU. está muy ligado al servicio militar y a la posibilidad de ir a prisión. Algunas estimaciones que han usado videos calculan que el 20 % de los trabajadores en demanda laboral simulan su discapacidad. Los incentivos financieros son un factor clave en la simulación, y eso coincide con mi experiencia en el IMSS.

La simulación puede ser: simular un síntoma inexistente; exagerar un síntoma real; exacerbar un problema previo (una herida a la que no se deja cicatrizar); la falsificación de exámenes de laboratorio o de sus reportes (ponerle sangre a una muestra de orina para simular litiasis urinaria es típico). Pero hay casos en que se alquila a personas con lesiones orgánicas para suplantar al paciente que simula. Por eso es fundamental que los laboratorios pidan una identificación oficial cuando toman una muestra o hacen un estudio de imagen o cualquier otro.

Los síntomas más fácilmente simulados son de orden subjetivo, como el dolor lumbar, el mareo, la cefalea, los desmayos, las crisis convulsivas, la debilidad muscular, la depresión o el estrés postraumático... Típicamente, los síntomas se exacerban en el consultorio y también desaparecen cuando se ha logrado la meta que tenía el paciente. La confrontación abierta acerca de la simulación suele terminarla, pero el costo emocional y legal suele ser grande. Algunos simuladores agotan todos los recursos legales a los que tienen derecho y, a veces, pierden el derecho a la seguridad social aun cuando sus propios familiares nos comunican que el paciente simula. Tuve el caso de un paciente con un extraño dolor de rodilla que, aparentemente, quedó con severa limitación de movimiento después de un accidente de trabajo. Pude demostrarle que por la noche movía ampliamente la rodilla por las marcas de un vendaje adhesivo que le puse una semana antes. Siguió simulando hasta perder todos sus derechos laborales. Por casualidad, lo encontré meses después trabajando en un céntrico mercado en Guadalajara; cargaba enormes bultos sin limitación alguna.

¿Qué hacer cuando se está frente a un caso de posible simulación?

Hay signos bien conocidos, empezando porque el médico emplea mucho más tiempo con estos pacientes que con cualquier otro. Con frecuencia, la consulta se vuelve tensa con cualquier pregunta o exploración física. El sentido intuitivo del médico despierta su estado de alerta (*gut feelings*), que en México denominamos «presentimiento clínico»: una sensación corporal incómoda o una idea de que «algo no encaja». La persona que simula, frecuentemente, se indigna ante la menor insinuación de que los datos subjetivos no compaginan con los datos objetivos. En EE. UU. usan sofisticados medios, como el pago de vigilantes externos que siguen a los pacientes en su vida diaria. También aplican, a veces, complejas baterías de estudio psicológico, como el *Minnesota Multiphasic Personality Inventory* (imposible en México por el costo en tiempo, dinero y personal).

Aun así, no existe ningún recurso que permita afirmar con certeza que una persona simula. Para comprender mejor el problema, podemos compararlo con los casos legales de «evidencia indirecta o circunstancial» que se presentan en algunas películas de crímenes sin resolver, donde el acusado jamás confiesa y las pruebas no son concluyentes. La situación es tan compleja que alguien puede simular dolor lumbar porque genuinamente cree que le está ocurriendo algo grave. Así, entramos en una zona gris donde el simulador, que busca un beneficio, también podría experimentar una somatización o simular para recibir atención y cuidados. El principal recurso en la medicina general es el conocimiento personal y a largo plazo de los pacientes que atendemos. A esto se suman las visitas a domicilio para entender el contexto actual del paciente y lo que piensan sus familiares, lo que constituye recursos muy valiosos.

A raíz de un caso muy complejo, donde la simulación era parte de un trastorno de somatización de larga duración, elaboramos y usamos durante nueve años en una clínica del IMSS un sistema de «evaluación de síntomas subjetivos». Consistía en una hoja sencilla con siete preguntas y unas líneas para marcar la intensidad del síntoma clave, así como los estados de ansiedad, tristeza, dolor, aceptación del trabajo y disposición a retornar a sus labores. Fue tal su efectividad que el médico general que la aplicó en todos sus casos con síntomas subjetivos logró distinguir entre simuladores que incluso le solicitaban su «alta de accidente de trabajo», y los somatizadores con depresión y ansiedad. Este médico no tuvo ningún conflicto, queja o demanda, a pesar de que su promedio de días de incapacidad estuvo por debajo del resto de los médicos de la clínica. Nunca tuvo que confrontar a un posible simulador y su tiempo de consulta no se vio abrumado. Los pacientes respondían las siete preguntas en la sala de espera, previamente a entrar en su consulta. Cada hoja nueva se cotejaba con la anterior. No tuvimos que discutir con los pacientes, sus sindicatos o su patrón. Nuestro enfoque nunca fue estigmatizar, sino conocer más a la persona sin confrontación.

Pudimos constatar en esos nueve años que aquellos pacientes con perfil de posible simulador solicitaban cambio a otro consultorio. También observamos que estos pacientes no se quedaban a consulta cuando veían que el médico que los conocía estaba en funciones. Por el contrario, cuando acudían con un médico que no los conocía, era frecuente que iniciaran un nuevo ciclo de síntomas subjetivos.

> **Los pacientes con agenda propia** son personas que mantienen objetivos distintos a los de un paciente que no simula. Exageran, fingen o se inducen daños a su salud con propósitos muy diversos, como evadir el trabajo, ganar un litigio, demandar a alguien o justificar su ausencia laboral mientras trabajan para otra empresa. Existen maneras efectivas y no confrontativas de abordar estos delicados problemas. Son uno de los mayores motivos de desgaste de los médicos familiares y generales. La formación e investigación en este crucial tema están ausentes en la educación médica mexicana y en las instituciones de salud.

Referencias

1. Levenson, J. L. (2005). *Textbook of psychosomatic medicine*. Washington, DC: American Psychiatric Publishing.

2. Ford, C. V. (2005). Deception syndromes: Factitious disorders and malingering. En J. L. Levenson, *Textbook of psychosomatic medicine* (pp. 297—309). Washington: American Psychiatric Publishing, Inc.

Simular para recibir empatía y compasión del personal de salud

El presente capítulo aborda un tipo de pacientes que simulan e inducen daños a su salud, pero sin una agenda clara de ganancia material. Simulan en busca de empatía y compasión. Sus motivaciones son muy profundas, enraizadas en su desarrollo infantil y, con frecuencia, no son conscientes de ellas. Es casi imposible discernir entre el paciente que es consciente de esa necesidad afectiva y el que no lo es. Este trastorno ha sido conocido desde hace mucho tiempo con el nombre de síndrome de **Munchausen** (un personaje de la nobleza alemana que relataba historias fantasiosas).

¿En qué consiste el síndrome de Munchausen?

También se le conoce como **trastorno facticio autoinducido**; consiste en provocarse enfermedades, contar historias fantásticas, acudir a diversos hospitales y, con frecuencia, disfrazar su identidad. La persona presenta síntomas graves como tos con sangre o dolor agudo en el pecho (similar a los ataques cardíacos). En atención primaria, observamos un síndrome menos florido. Los pacientes se presentan buscando atención médica para un problema que saben que ellos mismos se han causado, pero lo ocultan. La mayoría de estos pacientes **tienen experiencia como trabajadores del sector salud** (1, 2). Sus conocimientos médicos les facilitan acometer actos de alto riesgo, por ejemplo, inyectarse sus propios fluidos en las venas para provocarse fiebres inexplicables que condicionan hospitalizaciones (y hasta septicemias mortales). Más común es fingir fiebre calentando el termómetro. Pueden autoinducirse hipoglucemias severas mediante inyecciones de insulina. Pueden cambiar el diámetro de sus pupilas (anisocoria) con gotas anticolinérgicas (los neurólogos saben lo alarmante que puede ser la anisocoria). Pueden aplicarse adrenalina y llegar a urgencias en estado de hipertensión grave. Si lo hacen de forma recurrente, simulan enfermedades muy complejas que producen crisis hipertensivas periódicas. Cuando existe un serio trastorno de personalidad y conocimientos de medicina, farmacología y exámenes de laboratorio, pueden fingirse muchos cuadros clínicos: deshidratación con desequilibrio electrolítico por el uso de algunos medicamentos diuréticos, trastornos de coagulación, anemia (inducida por fármacos a propósito), proteinuria (eliminación de proteínas por la orina) y sangre en la orina. La combinación de conocimientos médicos, farmacológicos y trastorno de simulación es de la mayor complejidad psicosocial y biológica.

Comportamientos frecuentes de estos pacientes

Cuando se les confronta con la simulación y se les presenta evidencia, el paciente se irrita y amenaza con demandar al personal de salud y al propio sistema sanitario. Los casos comunes suelen presentarse con historiales de enfermedades graves que no quedan claramente demostradas. Es común que estos pacientes induzcan confrontaciones entre el personal de salud. Muchos pacientes tienen trastornos de **personalidad tipo B** (personas que actúan de manera dramática, pueden ser muy antisociales, inestables, son convincentes actores y con rasgos fuertemente narcisistas) (3).

A los pacientes con síndrome de **Munchausen**, los médicos a veces les confrontan pensando que son simuladores con **agenda propia consciente**. Con esa idea en mente, el traumatólogo podría decirle a un paciente que la única alternativa para cierto dolor crónico es una cirugía extremadamente riesgosa. Pensando el médico que está frente a un simulador con agenda propia, le advertiría: «En mi experiencia, la mayoría de los pacientes con el problema que usted tiene y que se operan quedan peor. Algunos quedan paralíticos...» El simulador consciente que busca ganancias específicas evita toda intervención quirúrgica en estos casos. No obstante, este no es el caso de los pacientes con síndrome de Munchausen. Estos pacientes, ante la ominosa advertencia del médico, podrían responder: «No importa el riesgo, yo me someto a la operación». Una situación así constituye un callejón sin salida del que nadie se beneficia.

Trastorno de simulación por proxy

Consiste en causar enfermedad a personas cercanas al paciente trastornado; frecuentemente, niños.

La confirmación se obtiene cuando el niño, enfermo de forma reiterada, se recupera rápidamente al ser separado del adulto que lo enferma.

Como se observa, las dos principales formas de simulación e inducción de enfermedades que he descrito no pueden detectarse si no se piensa en ellas. Forma parte de la inmensa gama de conductas humanas que los médicos generales deben conocer y estar preparados para afrontar de la mejor manera posible.

Pacientes sociópatas

Los **sociópatas** son un tipo especial de personas cuya trayectoria vital les ha privado de escrúpulos; su empatía es nula y pueden manipular a cualquiera sin el menor remordimiento. Son capaces de robar el recetario o el talonario de incapacidades del médico; o de sustraer medicamentos del anaquel de urgencias. Son manipuladores expertos, capaces de seducir con elogios o de procurar una asociación inmoral o, incluso, ilegal con médicos susceptibles. Recuerdo un caso, cuando fui jefe de servicio en el IMSS: un paciente sufrió un accidente en el trayecto a su trabajo, pero tenía dos empleos y me pidió que la documentación del accidente laboral se le cargara al empleador que no guardaba relación con el suceso. Este fue el diálogo final:

—¿Se da cuenta de que lo que me pide es un fraude?

—«Ah, doctor, si no se puede, ni modo» —fue la expresión del paciente.

Y así concluyó el diálogo.

El paciente que describo era un sociópata que manifestó una conducta de simulador típica: su objetivo era una ganancia tangible.

Como he sostenido antes, un enfoque basado en el método clínico centrado en el paciente y el desarrollo de la ecuanimidad compasiva constituyen un recurso fundamental para detectar a la mayor brevedad los síndromes de simulación. Un médico general que mantenga la continuidad asistencial en una zona geográfica específica, que realice visitas a domicilio, que conozca el barrio, la comunidad y su gente, y que use el método clínico mencionado, puede marcar la diferencia ante esta complejidad.

> El **trastorno ficticio autoinducido (síndrome de Munchausen)** es un trastorno psicológico poco común, pero de gran trascendencia. La persona se autoinduce daños físicos con la intención inconsciente de ser tratado con compasión. Puede tratarse de un menor de edad que es enfermado por un adulto (**trastorno ficticio autoinducido por poder** o *por proxy*). El **sociópata** constituye un trastorno de personalidad caracterizado por una ausencia total de escrúpulos, arrepen-

timiento, sentido social y empatía. En cualquier caso en que busquen atención médica, representan un reto enorme para el médico de familia o general que los atiende. Una posibilidad es aprender de su historia de vida. Nada es seguro en su caso. El riesgo extremo reside en caer en compromisos poco profesionales con este tipo de pacientes.

Referencias

1. Levenson, J. L. (2005). *Textbook of Psychosomatic Medicine.* Washington, DC: American Psychiatric Publishing.
2. Ford, C. V. (2005). *Deception Syndromes: Factitious Disorders and Malingering.* En J. L. Levenson, *Textbook of Psychosomatic Medicine* (págs. 297—309). Washington: American Psychiatric Publishing, Inc.
3. https://www.aafp.org/pubs/afp/issues/2004/1015/p1505.pdf

Sufrimiento expresado mediante síntomas corporales

En los dos capítulos previos abordé el tema de los pacientes que fingen o exageran una enfermedad para obtener beneficios tangibles, a quienes se denomina simuladores clásicos (*malingering* en inglés). También describí a las personas que fingen y llegan a autoinfligirse o infligir a sus seres cercanos desvalidos enfermedades graves para obtener atención médica y empatía, problema conocido como síndrome de **Munchausen** o trastorno ficticio autoinducido. Hoy abordo el problema de los síntomas físicos que no pueden explicarse por la anatomía, la fisiología y la patología.

Al principio le llamamos histeria a los síntomas corporales sin lesiones anatómicas

Durante siglos, la denominada *histeria* no pudo ser explicada por el método anatomopatológico aplicado por el propio fundador de la neurología, Jean Martin Charcot, a finales del siglo XIX y principios del siglo XX. El cuadro clínico consiste en la manifestación de una amplia gama de síntomas corporales que no tienen una alteración demostrable en tejidos u órganos, pero que afectan gravemente la vida del paciente. Durante el siglo XX, la etiqueta «somatización» suplió a las anteriores «histeria» y «neurastenia» (1). La Clasificación Internacional de Enfermedades (CIE—10) clasificaba la somatización bajo la clave F45.0, considerándola sinónimo de «Trastornos somatomorfos». Esta palabra se compone de dos raíces griegas que significan cuerpo y forma o apariencia respectivamente. Es decir, los síntomas de los trastornos somatomorfos son de apariencia corporal, pero no pueden ser explicados por alteraciones anatómicas o histopatológicas del sistema u órgano del cuerpo presuntamente afectado.

A partir de **enero de 2022**, la CIE—11 abandonó «somatización» y «trastorno somatomorfo» del CIE—10 anterior. En su lugar, creó dos conceptos: «Trastorno de distrés corporal» y «Trastorno de síntomas somáticos». El CIE—11 también derogó el código F44 «Trastorno de conversión», que estaba dentro de «Trastornos disociativos» y que incluía trastornos de la memoria, la identidad y las funciones motoras del cerebro y los órganos de los sentidos, «desencadenados por estrés psicológico». En lugar de conversión, se asumió «Trastornos de síntomas neurológicos funcionales».

Como se puede observar, ha sido muy difícil denominar a la antigua histeria. Hoy en día se le da clasificación y nombre distinto al síntoma «funcional» (que significa «sin enfermedad orgánica conocida»), si este se manifiesta en alguna parte del cuerpo o si proviene de las funciones mentales. Nótese que detrás está la creencia de que el cuerpo (sus órganos, sistemas, tejidos, células) está separado de la «mente». La medicina occidental, en sus sistemas clasificatorios, sigue separando la mente y el cuerpo de la persona.

La creencia en la separación de la mente del cuerpo es la base de la confusión

La idea de que lo mental y lo corporal (somático) son entes separados es el gran error de la medicina occidental (2). Este error impide comprender los síntomas corporales que no provienen de alteración orgánica. En las primeras columnas de septiembre de 2024 expliqué un poco más este complejo punto. El problema que describo está ligado a la cultura occidental, porque «somatomorfo» nunca se incluyó en la traducción al chino del manual de enfermedades mentales (DSM, por sus siglas en inglés) (3).

CIE—11 y DSM—5 unificados pero siguen ignorando el sufrimiento

El DSM—5 usa los mismos conceptos que la CIE—11. Los cambios que se asumieron en la CIE—11 y el DSM—5 en 2022 reflejan los cuestionamientos que Ian McWhinney y colegas de la academia de medicina general hicieron patentes en 1997 (1). Señalaron que, si en la «somatización» los síntomas deben estar exentos de patología demostrable, las úlceras gástricas por estrés grave no entrarían en el término. Lo mismo ocurre cuando el paciente no le atribuye origen físico a su padecer, sino que asume su origen psicológico. También se cuestionaba que el verbo «somatizar» permite la interpretación de que el paciente se autogenera sus síntomas; por ello, se rechazó el término «somatomorfo» y la separación de lo mental de lo corporal.

¿El paciente con trastorno por síntomas somáticos simula sus síntomas?

No, a diferencia de los simuladores, estos pacientes no pueden deshacerse de sus síntomas voluntariamente. Su sufrimiento es real y genuino. El principal error médico es confundirlos con simuladores y sugerir: «Usted no tiene ninguna enfermedad». Debemos tener claro que la cultura occidental ha asumido la existencia de enfermedades «legítimas» y «no legítimas».

Estas últimas consideradas «fallas de la persona». Hemos tardado en reconocer que la depresión, el alcoholismo y la esquizofrenia (4) se deben a historias de vida con diversas adversidades. No son «fallas personales», sino el resultado de una trayectoria de vida desafortunada. Desde finales de la década de 1980 se han multiplicado estudios que demuestran la asociación entre el trastorno que estamos comentando y el abuso físico y sexual en la infancia (5). No significa que deba ser así en todos los casos;

cada persona es en sí misma una trayectoria de vida única, con un legado genómico específico en un contexto histórico y cultural único. Dos hermanos, aun del mismo sexo, se desarrollan en una misma familia que cambia con el tiempo.

¿Por qué es tan importante este tema para la medicina general?

Primero, porque la frecuencia de los **«trastornos de síntomas somáticos»** es muy frecuente, entre 20 % y 80 % de las consultas en Atención Primaria (3, 7). Segundo, porque la continuidad de la atención por el mismo médico a lo largo del tiempo es un factor relevante en la evolución de estos pacientes. Tercero, porque en la disciplina de la medicina familiar científica no aceptamos la idea de que la mente y el cuerpo son entes separados. Un médico general sólidamente formado asume que está frente a la expresión corporal del sufrimiento. Puede ser el sufrimiento que resulta de estresores actuales que rebasan la capacidad psicosocial de la persona (o del niño) para manejarlos; o pueden expresar un sufrimiento muy antiguo e inconsciente. Por esto he propuesto que la «somatización», ahora «trastorno por síntomas somáticos», sea para los médicos generales un **síndrome de sufrimiento expresado somáticamente**. Justifico mi planteamiento.

Una breve concepción de mente para la labor del médico general

Lo que digo a continuación es una síntesis propia de los trabajos del neurocientífico Antonio Damasio en tres de sus libros, que en su momento abordaré en columna aparte.

Lo que pasa en cualquier órgano y tejido corporal es transmitido en tiempo real a zonas somatosensoriales de la corteza cerebral; ahí se hace un mapa segundo a segundo de nuestros estados corporales. Lo mismo hacen los órganos de los sentidos, que envían información hacia sus centros de integración. La mente es un complejo muy dinámico, construido a partir de la información que deriva de nuestro interior y las percepciones del exterior, siempre cotejado y basado en las experiencias corporales—mentales de nuestra infancia. Así se construye lo que somos, o creemos ser, y es la base de nuestras respuestas ante los contextos actuales (personas, relaciones, ideas, significados, etcétera).

La interacción de los centros encefálicos integradores y el resto del cuerpo es un flujo de ida y vuelta permanente; no se detiene durante el sueño. La mayor parte de todo este proceso está fuera de la conciencia. Todo lo que le sucede a nuestro cuerpo deja recuerdos que se integran en la mente en mapas somatosensoriales disponibles automáticamente (conocimiento tácito). Mientras más intensas sean las emociones y los sentimientos ligados a nuestras experiencias infantiles y de adolescencia, más profunda es la marca que dejan en términos de atracción o aversión a los contextos del momento que vivimos.

Planteado de esta manera, cuando sentimos que el cuerpo nos da intensas señales (síntomas), deberíamos interpretarlos como expresión de nuestra unidad mente—cuerpo. Si el síntoma es ocasional y no perturba nuestra vida diaria, no le daría demasiada atención. Por el contrario, si afecta mi capacidad laboral, mis relaciones más cercanas o mi satisfacción con la vida; si los medicamentos no resuelven mis síntomas y se convierte en **SUFRIMIENTO CONSCIENTE**, debo tomar decisiones. ¿Esperaré a ser dependiente del alcohol, el tabaco, las drogas ilegales? ¿Hasta que haya perdido mis relaciones más cercanas y valiosas? ¿Cuándo desarrolle una enfermedad crónica orgánica?

¿Trastorno de síntomas somáticos?
¿Trastorno de distrés corporal?

La medicina y la propia psiquiatría no logran etiquetar el problema que abordamos hoy porque siguen separando la mente del cuerpo. Si asumimos **«trastorno de síntomas corporales»**, estamos suponiendo que el cuerpo tiene autonomía y genera síntomas por su cuenta. Pero si asumimos «trastorno por distrés corporal», estamos más cerca de la unidad mente—cuerpo: el cuerpo expresa «distrés». Pero la palabra **«distrés»** no existe en el Diccionario de Español de México; tampoco en el Diccionario de la Real Academia Española. En Google le dan el significado en español de «estrés negativo» en contraposición al estrés positivo o «eustrés»; esto conduce a un error y confusión sobre lo que la respuesta al estrés y los estresores significan para Hans Selye, el creador de estos conceptos (7). **Ateniéndonos al uso correcto del inglés,** *distress,* **en español significa aflicción, angustia y SUFRIMIENTO.** No tengo duda, aún antes de 2022, que la antigua histeria, la somatización y los síndromes somatomorfos deben ser llamados correcta y humanamente **sufrimiento expresado corporalmente** (o somáticamente, si se prefiere).

Conclusión

El sufrimiento expresado en el cuerpo no es una simulación; es un lenguaje del ser, de la unidad mente—cuerpo que clama por comprensión, que requiere el enfoque de la medicina centrada en la persona y un clínico con enorme capacidad de ecuanimidad compasiva. Es el médico general en la visión de Michael Balint, Ian McWhinney y otros médicos que captaron la enorme complejidad de la medicina general. Mi pasión vital es que formemos en México a estos médicos generales que la población necesita.

El tema de los síntomas corporales sin aparente causa orgánica ha sido incomprendido en la medicina occidental porque separa la mente del cuerpo. Primero se le llamó **histeria**, luego **neurastenia**, después **somatización** y **trastorno somatomorfo**. A partir de 2021 se le clasifica como **trastorno por síntomas somáticos** o **trastorno de distrés corporal**. Lo que mi experiencia clínica y mi conocimiento teórico me indican es que llamarle en español **sufrimiento expresado corporalmente** deja claro su origen, es bien recibido por los pacientes y permite un enfoque centrado en la persona que ayuda mucho. Lo que estoy sugiriendo es un pasito más en el sentido en que filósofos de la medicina general como Ian McWhinney y otros impulsaron desde finales del siglo XX.

Referencias

1. McWhinney, I. R., Epstein, R. M., & Freeman, T. R. (1997). Rethinking somatization. *Annals of Internal Medicine*, 129(9), 747—750.
2. Rasmussen (1975) citado por: Engel, G. L. (2012). The need for a new medical model: A challenge for biomedicine. *Psychodynamic Psychiatry*, 40(3), 377—396.
3. Marcangelo, M. J., & Wise, T. (2007). Resistant somatoform symptoms: Try CBT and antidepressants. *Current Psychiatry*, 101—115.
4. O'Malley, P. G., & Kroenke, K. (15 de diciembre de 1997). Rethinking somatization (Letter). *Annals of Internal Medicine*, 127(12), 1133.
5. Loveman, D. M. (15 de diciembre de 1997). Rethinking somatization. *Annals of Internal Medicine*, 127(12), 1132.

6. Servan—Schreiber, D., Kolb, R. N., & Tabas, G. (febrero de 2000). Somatizing patients: Parte I. Practical diagnosis. *American Family Physician, 61,* 1073—1078.

7. Selye, H. (1984). *The stress of life.* New York: McGraw—Hill.

¿La medicina general resurgió como especialidad de medicina familiar?

Dos amables lectoras me han preguntado por qué usted habla de «medicina general» cuando es especialista en medicina familiar. La pregunta es importante y está ligada al origen de la Especialidad de Medicina Familiar (EMF).

El concepto de «medicina familiar» y su reconocimiento como especialidad fue, en gran medida, circunstancial. Surgió a mediados de la década de 1960, cuando se hizo patente la necesidad de revitalizar una medicina general contemporánea, casi medio siglo después de que el informe Flexner y los intereses de la industria médica la hubieran erradicado en 1910.

Debo dejar explícita mi formación profesional para que se entienda lo que diré. De la Escuela de Medicina de la Universidad de Guadalajara, México, obtuve en 1979 el título de «Médico cirujano y partero». En 1983, tras tres años de cursos teóricos y rotaciones en diversos hospitales y clínicas (incluyendo el IMSS), la Universidad de Guadalajara me otorgó un «Título en la Especialidad de Medicina Familiar». De manera que legalmente soy médico cirujano y partero (denominación común en México para el médico general) y especialista en medicina familiar. Aparte de mi formación en medicina, poseo una maestría en farmacología y un doctorado en investigación psicológica, este último otorgado por el ITESO.

Coloquialmente en el gremio médico, los términos «médico general», «médico cirujano y partero» y «médico cirujano» se dan por equivalentes

En suma, quienes estudiamos en las escuelas de medicina en México recibimos títulos legalmente válidos para ejercer la profesión médica, con la denominación de «médico cirujano y partero» o de «médico cirujano»; coloquialmente, el público y el gremio médico les otorgan la equivalencia de «médico general». Algunas escuelas ya expiden títulos de «médico general».

Las escuelas de medicina mexicanas forman médicos con conocimiento fragmentado y esencialmente aplicable al nivel hospitalario

Desde la expulsión de los médicos generales de las escuelas de medicina, a raíz del Informe Flexner de 1910 (1), el programa curricular se ha centrado en especialidades y subespecialidades de nivel hospitalario, convirtiendo la práctica fundamental en el ámbito hospitalario. El internado de pregrado, en el quinto año de la carrera, se lleva a cabo en el hospital. ¿De dónde, entonces, se infiere que se forma a médicos para el amplísimo rango de tareas y necesidades del ejercicio generalista? Lo que cinco años de teoría y práctica hospitalaria fragmentada forman es, en realidad, un profesional cuya esperanza es ingresar a una residencia de especialidad o ejercer en el primer nivel sin bases teóricas, en total ignorancia del campo y del cuerpo de conocimientos de la medicina general, como hemos expuesto en capítulos previos de este pequeño libro.

Es tan cierto lo que afirmo que, entre 1950 y 1960, quedó claro a nivel mundial la necesidad de «resucitar al médico generalista».

La necesidad de reinventar la medicina general

Después de la Segunda Guerra Mundial (1939—1945), con el aumento de las enfermedades crónicas y la persistencia de las agudas, se hizo patente la necesidad de un **generalista** capaz de realizar el seguimiento de pacientes crónicos, contener cuadros agudos y con pericia en medicina preventiva. Además, debería ser la «puerta de entrada» de los sistemas públicos de salud. En 1950, el informe Flexner estaba siendo severamente cuestionado por haber promovido un enfoque totalmente biologicista.

En la década de 1960, se decidió hacer renacer la medicina general. Y entonces, surgió un choque de intereses, pues había dos maneras de proceder: primera opción, modificar el modelo educativo flexneriano de las escuelas de medicina; segunda opción, crear una nueva **especialidad generalista** (una contradicción en sus términos). Se escogió la segunda opción debido a los intereses de la industria biomédica (farmacéuticas, entre otras) y a los intereses de los profesores e investigadores de la enorme estructura universitaria.

¿Qué nombre le ponemos a la nueva «especialidad generalista»?

De nuevo, se produjo un choque de intereses: las universidades estadounidenses se opusieron radicalmente a que la palabra «medicina general» volviera a sus departamentos académicos. O se adoptaba otro nombre o no habría espacios y presupuestos federales para la «medicina general» en las universidades de Estados Unidos. Así las cosas, la Academia Estadounidense de Medicina General (AAGP, *American Academy of General Practice*) cambió su nombre a AAFP, *American Academy of Family Physicians* (2). En México se copió el modelo de la AAFP y se adoptó el nombre de «medicina familiar».

¿Era posible conservar el nombre de «medicina general»?

Sí, en Gran Bretaña (Inglaterra, Escocia, Gales), Irlanda, Canadá, los Países Bajos, Australia, Nueva Zelanda y la India, la nueva especialidad surgió y siguió siendo denominada «*General Practice*» y ejercida por «*general practitioners*». Literalmente, médicos generales. Fue una cuestión histórico—cultural: en Estados Unidos, la medicina general estaba desprestigiada; en Europa —predominantemente en el mundo anglófono—, la medicina general tenía una larga historia de éxitos científicos y académicos. Ellos no se confundieron. Además, el cambio fue liderado por el Real Colegio de Médicos Generales (*Royal College of General Practitioners*, RCGP), que colaboraba con el gobierno británico en la preparación del nacimiento del Servicio Nacional de Salud (NHS, por sus siglas en inglés). Estas condiciones eran totalmente opuestas a las de Estados Unidos y México. En México no había organizaciones de médicos generales de alcance nacional. De la medicina general británica surgió la primera vacuna (Jenner y la viruela), lo que dio origen, a su vez, a la inmunología y la salud pública. De la medicina general nacieron el concepto del diagnóstico de la persona y el de medicina centrada en la persona. En otras palabras, en el ámbito del ocaso del Imperio Británico y el ascenso del nuevo imperio estadounidense, culturalmente, la palabra «médico general» tenía significados opuestos. En Estados Unidos, escogieron «*Family practice*» y «*Family medicine*». El primero lo aplican al modelo práctico de ejercicio, y el segundo se utiliza en el ámbito académico. En México, usamos un solo concepto, «medicina familiar», para todo lo relacionado con esa especialidad.

¿Tuvo consecuencias escoger «medicina familiar» en lugar de «medicina general»?

Sí, los nombres con que se denominan las cosas y los conceptos tienen significados, ideas de filiación e identidad profesional, además de generar expectativas reales o ficticias. Los GP europeos, por ejemplo, saben bien cuál es su legado, su papel de siglos, y su población sabe qué esperar de ellos. Además, trabajan en un sistema de cobertura nacional y tienen a su cargo a todas las personas en una circunscripción geográfica. No tienen que preocuparse por clasificar a las familias, sino por cuidar de todos los que vivan en su área geográfica. Mientras mejor se mantenga la salud de la población a su cargo, mejor para todos, incluidos sus salarios. No se confundieron: son generalistas, atienden de todo y tratan de resolver de todo. En Estados Unidos, es otra historia: los MF trabajan en su mayoría para empresas privadas de seguros y reciben pagos de reembolso de programas federales como MEDICAID y MEDICARE. Suelen evitar atender a pacientes de MEDICARE (no asegurados) debido a los complicados procesos administrativos para el pago (3). En realidad, su nombre de «médico familiar» es incongruente, ya que atienden a las personas aseguradas que tienen adscritas a su consultorio, no a las familias de una región geográfica a su cargo. Muchos «médicos familiares» en Estados Unidos trabajan en urgencias de los hospitales, lo que implica que menos realizan «medicina general». En México, la mayoría de los médicos familiares trabajan para la Seguridad Social Mexicana (IMSS o ISSSTE); atienden solamente a los asegurados de sus respectivas instituciones, no a todas las personas que vivan en un hogar o circunscripción. Prácticamente no actúan fuera de las clínicas donde trabajan, no realizan procedimientos comunes en medicina general ni tratan a pacientes hospitalizados. Y su labor en salud pública es prácticamente imperceptible.

Para un autor, la medicina familiar mexicana carece de sustento epistemológico; es decir, de un cuerpo de conocimientos y métodos propios que le permitan generar su identidad (4). En mi opinión, el nombre de «medicina familiar» creó en México la ilusión de que se trataba de una especialidad dedicada a la familia. Esto ha llevado a generaciones a estudiar terapia familiar y a intentar adaptar técnicas de esta subespecialidad de la psicología y, en parte, de lo que ahora se denomina «ciencia de la familia» (5).

El nombre **medicina familiar** surgió debido al rechazo de la **medicina general** por parte de las universidades estadounidenses. Esto ha generado confusiones de identidad y de índole epistémica en México, que han contribuido al retraso en el reconocimiento de la trascendental importancia del generalismo médico en el país y de su papel en un modelo de salud que trasciende el sistema sanitario.

1. https://quierotv.mx/2024/11/23/el—informe—flexner—origino—un—siglo—sin—formacion—de—medicos—generales
2. OPS. (2 de mayo de 1984). *IRIS—PAHO*. Recuperado el 14 de marzo de 2025, de Organización Panamericana de la Salud: https://iris.paho.org/handle/10665.2/25518
3. MACPAC. (2025). *Evaluating the effects of Medicaid payment changes on access to physician services*. Medicaid and CHIP Payment Access Commission, Advising Congress on Medicaid and CHIP Policy. Washington, DC: www.macpac.gov.
4. Lozano, R. (11 de diciembre de 2025). Romper la lógica hospitalocéntrica: hacia un primer nivel con identidad propia. *El Economista*. https://www.eleconomista.com.mx/

opinion/romper—logica—hospitalocentrica—primer—
nivel—identidad—propia—20251211—790789.html.

5. NCFR. (2025). *More about Family Science History & Name*.
National Council on Family Relations. https://www.ncfr.
org/about/what—family—science/history—name#:~:tex-
t=History%20of%20Family%20Science,that%20had%20
transcended%20other%20disciplines.

Las cuatro diferencias de la medicina familiar/ medicina general con el resto de la biomedicina

En el capítulo anterior, expliqué las razones por las que unifico los términos «medicina familiar» y «medicina general» (MF/MG). También expliqué los motivos por los que el resurgimiento de la medicina general en la década de 1960 recibió el nombre de «medicina familiar» en el continente americano, mientras que en el Reino Unido y otros países se preservó «medicina general». Hoy comenzaré a explicar las cuatro cualidades de la MF/MG que la distinguen del resto de la medicina.

Lo que hace diferente a la MF/MG del resto de las ramas biomédicas

Cabe señalar que la MF/MG entiende y atiende el lado biológico de los problemas de salud (conocedora, por supuesto, de la biomedicina) y, además, comprende las conexiones entre el nivel biológico y el psicosocial. Sabe, por ejemplo, que el desempleo, el divorcio o la pérdida de un ser querido (incluida una mascota) provocan impactos biológicos y mentales que afectan específicamente a cada persona según su historia de vida. No duda de que la ansiedad conduce a la ingesta excesiva de calorías, a la obesidad, a la descompensación de la glucosa y la diabetes, al agotamiento del sistema inmune y a la predisposición a infecciones agudas y enfermedades crónicas de todo tipo. La MF/

MG también comprende que cada ser humano posee un nivel profundo en su ser, al cual recurre en los momentos de mayores pérdidas, cuando se le diagnostica una enfermedad muy grave o al llegar a la fase final de su vida. Podríamos llamarle a eso su nivel espiritual. Este nivel es independiente de si la persona es religiosa o no, y de su concepto de Dios, si lo tiene. Lo que deseo dejar claro es que la MF/MG a la que me refiero tiene fundamentos filosóficos y científicos complejos que la hacen **diferente** del resto de la biomedicina. Es importante acotar que, en México, las residencias de medicina familiar —que yo sepa—, no asumen este nivel de enseñanza.

Las cuatro diferencias básicas de la MF/MG

De acuerdo con Ian McWhinney, filósofo y fundador de la disciplina académica de medicina familiar (1), nos distinguen cuatro diferencias: 1. Nos definimos por el tipo de relación que establecemos con nuestros pacientes. 2. Pensamos en personas reales, con nombres concretos, antes que en etiquetas diagnósticas («el señor Rodrigo X» en lugar de «la diabetes *mellitus* tipo 2»). 3. Nos basamos más en la teoría organísmica (seres vivos complejos, autogenerativos) que en la metáfora de la máquina biológica dominante en la educación médica. 4. No aceptamos la separación de los niveles mentales de los niveles biológicos (como se deduce de lo escrito anteriormente). Esta semana, comenzamos con la primera diferencia.

Nos definimos en términos de la relación que establecemos con nuestros pacientes y sus seres cercanos

Las especialidades médicas se definen por sus contenidos y orientaciones. Muchas se definen con respecto al tipo de enfermedades que atienden, como los infectólogos, que atienden enfermedades infecciosas; los oncólogos, que tratan pacientes con cáncer; o los reumatólogos, que abordan alteraciones inmunológicas como el lupus eritematoso sistémico. Muchas otras se definen por el órgano o sistema al que se dedican: los dermatólogos, cardiólogos, neurólogos, nefrólogos, gastroenterólogos, hematólogos, etcétera. Otros se definen por grupos de edad o etapas de la vida: el pediatra, el internista o el geriatra. Hoy en día, también hay especialistas en el duelo, como los tanatólogos; algunos de ellos combinan estas capacidades con el dominio de las técnicas de anestesia. Los psiquiatras atienden solo enfermedades con manifestaciones mentales, pero que **no** tengan una causa orgánica. Por otro lado, los definidos conforme al dominio de equipos tecnológicos y técnicas depuradas son las numerosas ramas quirúrgicas que atienden órganos o sistemas corporales (como el cirujano general, el oftalmólogo, el traumatólogo y sus respectivas subramas, cada una con dominios técnicos muy específicos). No olvidemos a los patólogos, quienes se definen por una serie de destrezas técnicas para realizar el diagnóstico biomédico a nivel tisular, celular y molecular con instrumentos diversos. Los epidemiólogos, que estudian a las poblaciones y extraen conclusiones con el método estadístico. En la cima de la estructura médica se encuentran los expertos en salud pública, cuyo campo abarca el diseño de políticas de salud nacionales y el funcionamiento de los sistemas de salud en sus múltiples facetas. La MF/MG es diferente de todas ellas porque nos definimos por la calidad de la relación que establecemos con nuestros pacientes y sus familias para crear ambientes terapéuticos. Por cierto, como escribí en otro capítulo, la terapia psicológica de pareja y la familiar son especialidades de la psicología ajenas a la medicina.

¿A quién le importa un médico que se define por la calidad de la relación con sus pacientes y familias en una época donde el dinero, la fama y el consumo dominan?

Como ocurre con todas las cosas valiosas de la vida humana, la calidad de la relación a largo plazo con un médico no cobra importancia para la mayoría de las personas hasta que nos enfrentamos a la realidad de nuestra fragilidad vital. Es entonces cuando un profesional que sabe escuchar de manera ecuánime y compasiva, sin juicios, y que busca comprender los significados y las preocupaciones del paciente, se convierte en parte fundamental del tratamiento. Este tipo de médico busca aprender sobre el espíritu humano en cada caso que atiende. Demuestra su compromiso, está disponible y puede atender tanto en el consultorio como en el domicilio del paciente o en el hospital. Este médico se preocupa porque no gastes en estudios inútiles (ni tampoco la institución pública). Te alienta en las evoluciones lentas y te valora como persona.

Te anima a expresarte con sinceridad: puedes llorar, manifestar tu molestia, tu ignorancia (que todos compartimos), tus sentimientos negativos y ser plenamente aceptado. Ese médico que **sabe que no sabe «todo»**, pero que puede resolver la mayoría de tus dudas sobre salud y enfermedad. Esa es la calidad de la relación médico—paciente que la medicina familiar/general, de la que hablo en este libro, busca formar y enseñar a fomentar.

Para los MF/MG hay dos grandes formas de conocimiento en medicina

Como puede deducirse de lo expuesto, los MF/MG no solamente interpretamos y aplicamos el conocimiento derivado del estudio de poblaciones (conocimiento epidemiológico), conocido también como «conocimiento instrumental» sin afectos, sino que también acumulamos un gran caudal de conocimiento experiencial, fruto de la relación médico—paciente—familia y de los episodios que vivimos junto a ellos a lo largo del tiempo. Este conocimiento es indispensable para atender a las personas de manera eficiente, y constituye un puente entre el conocimiento epidemiológico de base poblacional y el caso concreto que atendemos. Lo antes expuesto explica por qué resolvemos problemas individuales con un costo económico menor que los especialistas, quienes a menudo carecen del conocimiento experiencial específico de cada paciente. En especial, esto aplica a los casos de sufrimiento expresado corporalmente y a los síndromes prodrómicos que ya he explicado en otros capítulos. El conocimiento experiencial está intrínsecamente ligado a las emociones y sentimientos del médico y el paciente; por lo que la formación del MF/MG en los aspectos intersubjetivos de la transferencia y contratransferencia psicológicas debería ser una parte nodal de su educación teórico—práctica. Sin embargo, se omite en la educación médica mexicana y gran parte del mundo (2).

Uno de los mayores errores de la universidad y las instituciones de salud es suponer que la MF/MG equivale a «dar consulta» y «manejar problemas de baja complejidad», y que, por ende, no requiere una formación rigurosa en métodos de diagnóstico y tratamiento. Hoy que la enfermedad mental ha crecido exponencialmente y que se suma a la elevada prevalencia de enfermedad crónica de todo tipo, quienes ocupan altas posiciones en el sistema de salud y en el ámbito universitario deberían tener el valor de reconocer la necesidad de transformar la educación y la práctica del MF/MG en la dirección que la población necesita. El generalista del que hablo es la clave para que un sistema nacional de cobertura universal impulse la salud positiva —es decir, el fortalecimiento de los factores generadores de salud— y no solo la prevención de los factores patogénicos. Solo una población con altos estándares de salud física y emocional podrá hacer viable el desarrollo económico y social de México. Y para ello, el médico general/familiar de «nuevo tipo» debe ser parte de la solución, no del problema.

Hay cuatro grandes diferencias de la medicina familiar/ general con el resto de la medicina. La primera es que **nos definimos por la relación médico—paciente a largo plazo con nuestros pacientes y sus familias**, no por la edad de quienes atendemos, su órgano enfermo, su sexo, o si su padecimiento es físico o mental. No nos basta el conocimiento teórico derivado de la investigación epidemiológica; junto con este, es indispensable para nosotros el **conocimiento experiencial**, el **diagnóstico profundo de cada persona y el contexto donde viven y trabajan nuestros pacientes, incluso si están sanos. Buscamos siempre la prevención de la enfermedad, sus complicaciones o su agravamiento.**

Referencias

1. Kidd, M. (2015). *The importance of being different*. Inaugural conferencia del doctor McWinney. *Canadian Family Physician*, 61(December), 1033—1038.
2. McWhinney, I. R. (1996). *William Pickles Lecture: The importance of being different. British Journal of General Practice*, 46(408), 433—436. https://bjgp.org/content/46/408/433

La segunda diferencia que distingue a la medicina familiar/ general del resto de la medicina

En el capítulo previo expliqué la primera diferencia de cuatro que distinguen a la medicina familiar/general del resto de la medicina. Hoy explico la segunda diferencia.

Pensamos en personas reales antes que en etiquetas diagnósticas

Margaret Reid encontró en 1982 que los médicos generales recordaban con frecuencia a personas concretas cada vez que se abordaba alguna enfermedad. A diferencia de los especialistas, quienes se extasiaban hablando de estadísticas y mecanismos moleculares y fisiopatológicos, los médicos generales decían con frecuencia frases como: «Esto me recuerda a la señora tal o cual...». (1) Desde el punto de vista filosófico, uno necesita cierta cercanía para conocer un objeto. Cuando se trata de conocer personas concretas, el trato frecuente y cercano —en el consultorio, en su casa, en momentos de crisis o de alegría— permite conocer particularidades que no pueden descubrirse de otra manera. Por eso pensamos en personas concretas más que en categorías abstractas, es decir, en etiquetas médicas. Es fácil de entender que no se «atiende a la diabetes» sin cuidar a la persona que le da concreción a la generalización de la «diabetes». Es muy diferente diagnosticar la enfermedad (aplicar la etiqueta correcta en cada caso) que diagnosticar a la persona, lo que implica conocer sus particularidades.

Para atender y cuidar a las personas se requiere conocimiento abstracto y conocimiento concreto

El médico familiar/general tiene dos grandes áreas en su quehacer: debe ser un buen técnico, es decir, poseer amplios conocimientos de medicina obtenidos de poblaciones. Y debe ser también un sanador, alguien capaz de aliviar el sufrimiento de un ser específico. En el aspecto técnico, el MF/MG debe dominar el conocimiento que proviene de las generalizaciones abstractas aportadas por el método científico. Pero debe saber que esta forma de conocimiento, derivada de la Ilustración del siglo XVIII, dejó fuera de la legitimidad de la «ciencia» las grandes variaciones individuales. Se asumió que los promedios matemáticos de los datos poblacionales eran la única forma relevante de conocimiento. Se dejó fuera el conocimiento de los casos particulares. El médico familiar/general no puede cumplir su función con solo una de las formas de conocimiento, ya sea el abstracto y generalizable o el concreto de cada caso. Necesitamos ambos conocimientos en una combinación equilibrada y diferente en cada situación, incluso dentro del mismo caso. Y la razón de este dinámico equilibrio radica en que ambas formas de conocimiento conllevan riesgos. Si sabemos mucho de la enfermedad y solo de ella, pero nada de la persona, lo que resulta es una visión desapegada, carente de afecto. Esto es interpretado por el paciente como indiferencia por parte del clínico: un desapego. Muchos médicos funcionan únicamente en este rango técnico, como un algoritmo insensible (a propósito de los riesgos de los algoritmos procesados con potentes recursos computacionales, hoy conocidos como inteligencia artificial). Por el contrario, si conocemos mucho de las particularidades del paciente y poco de la enfermedad, los cuidados médicos serán ineficaces debido a sus carencias científicas. En este punto es importante subrayar que los pacientes perciben rápidamente si el médico capta su sentir respecto a vivir con la enfermedad. Es bien sabido que los pacientes perciben el estado anímico del médico que los trata en los primeros cinco segundos de una entrevista clínica. Un médico puede ser muy amable, pero si carece de capacidades empáticas, los pacientes —casi de cualquier edad— logran percibirlo, aunque muchas veces no puedan expresarlo en palabras concretas.

No se puede cuidar con esmero y afecto a categorías abstractas; solo es posible ser afectuoso y esmerado con personas concretas, reales, con las que formamos algún lazo afectivo.

Esta podría ser la razón por la que los reiterados esfuerzos de estandarizar la Atención Primaria fracasan una y otra vez. Se dirigen al control de la enfermedad, la cual no razona ni siente; solo la persona que la padece es quien siente y razona. Sin el conocimiento de las particularidades de la persona, su contexto y sus significados, resulta muy difícil tender un puente de comunicación.

El método diagnóstico enseñado en la escuela de medicina está desequilibrado

Uno de los grandes problemas de identidad del médico familiar/general (MF/MG) mexicano radica en que desconoce que el método de diagnóstico diferencial que se le enseña y se practica en todo el sistema de salud a nivel hospitalario no incluye la experiencia del paciente ante el padecimiento. De hecho, inhibe la consideración de sus sentimientos y la experiencia con la enfermedad. El método biomédico no favorece el desarrollo de la personalidad del médico ni la generación de autoconocimiento de sus propios procesos emocionales, un aspecto indispensable para procesar los intercambios afectivos que surgen en las relaciones a largo plazo con sus pacientes.

En suma, el método de diagnóstico que aprenden todos los médicos en México está desequilibrado, pues se centra exclusivamente en la enfermedad y nada más. Aunque pocos médicos familiares y generales experimentados logran soslayar el dogma aprendido, se ven en constante acoso administrativo por parte de las instituciones en las que laboran, que se rigen totalmente por estándares centrados en la enfermedad. Estos pocos médicos son altamente estimados por sus pacientes, especialmente por aquellos que acuden con mayor frecuencia a sus consultas.

La segunda diferencia de la medicina familiar/general (MF/MG) respecto al resto de la medicina radica en que **pensamos siempre en personas concretas más que en etiquetas biomédicas**. Para ello, hemos desarrollado un método clínico mejorado que, sin dejar de cubrir el diagnóstico diferencial de la enfermedad, explora las emociones, los sentimientos, las expectativas y las ideas de las personas, permitiendo así llegar a acuerdos comunes sobre los planes a seguir. A este lo denominamos el **método clínico centrado en la persona**.

Referencias

1. McWhinney, I. R. (1996). *William Pickles Lecture: The importance of being different. British Journal of General Practice*, 46(408), 433—436. https://bjgp.org/content/46/408/433

La tercera diferencia que distingue a la medicina familiar/general del resto de la medicina

Analicemos la tercera diferencia que confiere un perfil único a la medicina familiar/general (MF/MG). La carencia de lo que vamos a explicar constituye, a mi parecer, la falla más grave en la educación médica y en el funcionamiento de los sistemas de salud a nivel mundial (no solo en México). Se enseña que el cuerpo humano es una máquina y que la enfermedad es una avería de la máquina o de alguno de sus sistemas (aunque se apoyan en la teoría de sistemas de Bertalanffy, que es insuficiente para la medicina de los seres vivos con agencia propia).

A la medicina le resulta más adecuada la teoría del organismo vivo complejo u autogenerativo, basada en la idea de que el humano es un ser dotado de los poderes sanadores inherentes a la naturaleza y presentes en todos los seres vivos. El humano no es una máquina «perfecta», sino un ser con capacidad de crecimiento y desarrollo, de regeneración y de sanar heridas físicas, mentales y morales; es capaz de aprender, de crear, de autoorganizarse y de hacerlo con sus iguales. Este ser complejo tiene conciencia de formar parte de una totalidad mucho mayor —universal y cósmica— y busca trascender. Somos seres autogenerativos (paradigma autopoiético) (1, 2).

Básicamente, estos son los principios de la teoría organísmica que surge de las nuevas biologías, psicologías y teorías de la comunicación de la segunda mitad del siglo XX. Dicho esto, resulta sencillo asumir que la salud y, en parte, la terapia de cualquier enfermedad incluyen la nutrición saludable, el descanso, el sueño reparador, el ejercicio, el alivio del dolor y la ansiedad y, de manera crucial, el apoyo personal y el sentido de pertenencia al universo. Todo esto potencia la curación y sanación de los males de todo tipo. Esto implica que el médico y el personal de salud que atienden a una persona forman parte intrínseca del pronóstico del paciente.

Evidentemente, el desarrollo tecnocientífico aporta elementos específicos para el tratamiento. Pero el tratamiento médico no puede ir en contra de la función sanadora de la naturaleza. Cuando alineamos e inmovilizamos un brazo fracturado, ayudamos a la naturaleza a sanar de manera más eficiente, del mismo modo que ocurre al drenar un absceso o al usar un antibiótico correctamente. En todos los casos, asistimos a la naturaleza en su tendencia innata a sanar. En términos poblacionales, cuando aplicamos vacunas para prevenir el sarampión y alcanzamos una cobertura del noventa y cinco por ciento en una población dada, ayudamos a la naturaleza a proteger al cinco por ciento no vacunado.

La impredecibilidad del organismo vivo complejo

Pensar en términos de organismos vivos complejos autogenerativos no es cómodo para el médico, ya que no garantiza que un tratamiento estudiado en poblaciones «promedio» se comporte de idéntica manera en un ser específico. El famoso libro de farmacología de Goodman y Gilman ya planteaba que cada caso que atendemos equivale a un estudio científico de $N=1$; es decir, debe asumirse con humildad su carácter único. Esto nos obliga a mantener una mente abierta, ya que la realidad no sigue una línea recta simple y en la misma dirección; la realidad es multinivel y multidireccional; por ende, cada caso es único.

En la teoría organísmica, las hormonas, los neurotransmisores y otras sustancias son vistas como «paquetes informativos» que comunican información diversa a distintos tejidos del organismo. A nivel del organismo completo, las palabras y los símbolos (la bata, la apariencia del médico, etcétera) expresan significados en las relaciones humanas. ¿Se imagina lo que significa la total ausencia de empatía y compasión de un clínico?

Para la teoría organísmica, no existe «una» causa de una enfermedad X, sino una red de causas. Una enfermedad que se expresa a los cuarenta años podría haber iniciado al nacer, cuando el bebé fue rechazado por uno o ambos padres. El papel del abuso psicológico, físico o sexual es acumulativo y hoy en día se reconoce claramente como causante de enfermedad física y mental.

Algo muy importante que se desprende de lo anterior es que un tratamiento beneficioso no siempre debe actuar sobre las causas de la enfermedad actual, como ocurre con las relaciones humanas dotadas de poder terapéutico. Asimismo, es indispensable reconocer la gran dificultad de prever los efectos de una intervención. Este principio de complejidad, por sí solo, cuestiona el excesivo valor que se le otorga a los ensayos clínicos controlados y a sus metaanálisis en la llamada atención médica basada en evidencia (AMBE, antes MBE).

Las redes causales son complejas en la salud—enfermedad

En la investigación médica tradicional se suele hablar de identificar causas y efectos; sin embargo, la cuestión es muy difícil de discernir. Podemos establecer relaciones entre hechos o eventos, pero otorgarles la categoría de causas es mucho más complejo. Por ejemplo: ¿el aislamiento social causa depresión? O, ¿es la depresión la que conduce al aislamiento? Solo conociendo la historia de vida de una persona podría tenerse una idea de qué ocurrió primero en el tiempo.

Otra cuestión es el pensamiento dicotómico entre lo psicogénico y lo orgánico, una pregunta tradicional: «¿Es la enfermedad X de causa psicogénica u orgánica?».

—¿Por qué no puede ser de ambas causas? —replica el pensamiento complejo.

Y aquí entramos en las evidencias de la biología contemporánea que muestran que en cada nivel del organismo, desde una célula individual, un tejido, un órgano, existe una capacidad regenerativa autónoma local que interactúa con el resto del organismo. El sistema inmune, por ejemplo, aprende qué es el «yo» y el «no yo». Sin duda, el sistema inmune también intercambia información con el sistema endocrino y neurológico. En este punto, existen múltiples pruebas de que las emociones sentidas en el cuerpo actúan sobre el sistema inmune y son factores determinantes en el curso de las enfermedades.

La división entre enfermedad física y psicosomática es obsoleta

Clasificar a las enfermedades como «psicosomáticas» y «orgánicas» es claramente obsoleto; las pruebas de la biología contemporánea, la psicología desde Freud y la neurociencia actual demuestran que existen niveles diversos de conciencia, desde el unicelular hasta el de la unidad mente—cuerpo. Esto, unido a las rotundas pruebas de la modificación de la expresión génica por factores del contexto físico (el clima, por ejemplo), psicológico (el maltrato) y social (la pobreza), deja sin fundamento hablar de enfermedades orgánicas y psicosomáticas. En realidad, todas ellas son expresiones de la interacción biológica y psicosocial en momentos específicos de la trayectoria humana, desde la gestación hasta su muerte.

Debe reconocerse que el pensamiento y el sentimiento son parte inherente de toda cognición humana. La mente, corporeizada, reside en todo el cuerpo, no solo en el sistema nervioso central o el encéfalo. El cuerpo no es una máquina, sino una mente corporeizada con experiencias de vida. McWhinney concluye que conocer la experiencia de cada paciente al vivir con su enfermedad es un aspecto muy importante del conocimiento médico (3). Y que el acercamiento a esta realidad se logra a través de métodos cualitativos de investigación científica. Esta verdad innegable sigue sin ser asumida en la educación médica, incluyendo la residencia de medicina familiar en México.

En el fondo, la gran disputa en la educación médica en México es superar o quedarse en la visión dualista del mundo que concibe la mente separada del cuerpo. René Descartes (1596—1650) y Augusto Comte (1798—1857) (3,4) siguen siendo los guías de la educación médica actual, y sus seguidores tienen el poder en todo el sistema educativo y asistencial.

La medicina familiar/general considera que los humanos no solo somos sistemas complejos y abiertos dentro de grandes sistemas, somos **organismos vivos complejos autopoiéticos (autogenerativos)**. Poseemos la capacidad de sanar daños físicos y psicológicos. Somos una unidad de mente y cuerpo, donde pensamientos y sentimientos también forman una unidad. **No hay una sola causa de la enfermedad, sino una red de causas y trayectos de vida con etapas especialmente susceptibles.**

Referencias

1. Gibert—Galassi, J. (Dic,2001). La teoría de la autopoiesis y su aplicación en las ciencias sociales. *Cinta de Moebio*.(12), 8—30.
2. Stewart, J. (2001). Radical constructivism in biology and cognitive science. *Foundations of Science*., 6, 99—124.

3. McWhinney, I. R. (1996). William Pickles Lecture: The importance of being different. *British Journal of General Practice.*, 46(408), 433—436. https://bjgp.org/content/46/408/433

4. Sturmberg, J. P., & Miles, A. (2013). The complex nature of knowledge. En J. Sturmberg, & C. M. Martin, *Handbook of systems and complexity in health.* (pp. 39—62). New York: Springer.

La cuarta diferencia que distingue a la medicina familiar/general del resto de la medicina

Este capítulo trata sobre la cuarta y última diferencia que distingue a la medicina familiar/general (MF/MG) de alta calidad del resto de la medicina.

La mente y el cuerpo son una unidad y tienen un desarrollo histórico cultural único

McWhinney (1) emplea la metáfora de una enorme falla geológica que divide dos grandes continentes en el ámbito de la medicina. De un lado de la profunda división se encuentran las disciplinas que solo «tratan el cuerpo», y del otro, las que solo tratan la mente (no entraremos en el concepto que se tiene de esta). Entre las primeras disciplinas están la medicina interna, la pediatría médica y muchas otras. En el lado de la mente se sitúan la psiquiatría de adultos, la paidopsiquiatría y la psicogeriatría. Para sostener esta división, existen libros de texto, revistas especializadas en cada campo y la Clasificación Internacional de Enfermedades (CIE) por el lado de las disciplinas corporales; por el otro, se encuentran los textos y revistas correspondientes, junto con el *Manual Diagnóstico y Estadístico de Trastornos Mentales* (DSM, por sus siglas en inglés). Los tratamientos son diferentes a cada lado de la «falla geológica»: en uno se «trata solamente al cuerpo» y se obvia todo lo referente a las emociones y sentimientos; mientras que en el continente opuesto, solo «tratan la mente» y no abordan el cuerpo. La MF/MG no puede fragmentar el tratamiento de esa manera; nosotros siempre abordamos el cuerpo y la mente de las personas, si bien un médico sin la preparación teórico— práctica adecuada podría no percatarse de ello. Usted, estimado lector, seguramente ha tenido experiencias con clínicos que solo «tratan el cuerpo» y se niegan, rechazan, omiten o desconsideran las emociones, o, por el contrario, con colegas que solo tratan la mente y no quieren saber nada de lo que aparece en su cuerpo.

Un médico familiar/general siempre trata a la persona completa

El médico bien formado explora el cuerpo y, simultáneamente, la mente; aborda las emociones y sentimientos al tiempo que examina el cuerpo y las relaciones más significativas de su paciente: su familia, su trabajo, su comunidad. Los estados mentales se expresan en la postura del cuerpo, el tono muscular, la voz, la frecuencia cardíaca, la mirada. La exploración física, indicada en cada caso, suele desencadenar la expresión emocional. Por todo ello, creemos firmemente que las terapias corporales contribuyen a sanar la mente, del mismo modo que las terapias mentales coadyuvan a la sanación del cuerpo. No separamos la psicoterapia de la terapia física o farmacológica. De hecho, ponemos en duda que el término «psicoterapia» aplique a lo que hacemos en este proceso de comunicación multidireccional. Escuchar plenamente con todos los sentidos, ofrecer apoyo, brindar seguridad bien fundada, fomentar la expresión de sentimientos, aceptarlos, reinterpretarlos, al igual que interpretamos las percepciones... Todo esto lo realizamos con todos los pacientes, ya sea que consulten por síntomas corporales o psicológicos.

Creemos que la relación médico— paciente tiene poder terapéutico

Sabemos que una buena relación médico—paciente —y frecuentemente médico—familia— puede tener un efecto curativo, pero también uno dañino. Estos efectos se manifiestan a través de símbolos y rituales, como han demostrado las investigaciones antropológicas desde hace mucho tiempo. Actualmente, se ha superado la equivocada idea de que existía un «efecto del placebo en cuanto sustancia inerte»; lo que ocurre es una respuesta (terapéutica o dañina) a los significados derivados de la relación médico—paciente y los contextos en los que esta se desarrolla (2). El efecto terapéutico de la relación médico—paciente se incrementa (o debilita) con cada nuevo encuentro. De ahí la importancia de la continuidad en la relación a largo plazo; en este escenario, el médico se convierte en parte de la narrativa del paciente. Es aquí donde surge el concepto «médico medicamento» de Michael Balint que he descrito en columnas anteriores.

Hasta aquí, se comprende con facilidad que este nivel de efectividad de la medicina familiar/general no puede lograrse sin una formación sistemática y profunda del médico.

La medicina familiar/general desarrolló su propio método clínico para superar la «falla geológica» de la división mente y cuerpo

Nuestra disciplina académica emprendió investigaciones desde 1970, año en que renació la medicina general científica, y produjo un método clínico renovado que le permite explorar el cuerpo y la mente simultáneamente. Ya hemos abordado el método clínico centrado en la persona en columnas anteriores. El gran reto no consiste solo en incorporar su enseñanza en los programas de las facultades de medicina y las residencias de medicina familiar; el reto es mayúsculo, pues requiere un enorme cambio cultural. El abordaje de las emociones y sentimientos de los pacientes resulta imposible sin un autoconocimiento profundo de las propias emociones. Escuchar plenamente, «con el corazón abierto» según las palabras de McWhinney, utilizando todos los sentidos y las propias sensaciones corporales, expone al oyente al sufrimiento y a los sentimientos negativos del paciente, los cuales se transfieren en el sentido que le atribuyen los psicoanalistas. Para escuchar de esta manera no basta la buena voluntad; es necesario, además, tener control sobre nuestras propias emociones negativas. Si lo logramos, nuestras respuestas en palabras o silencios, expresiones, tono de voz, etcétera, son de gran ayuda para el paciente y fluyen sin un esfuerzo especial, fruto de una profunda resonancia empática. McWhinney llama a esta configuración mental del médico **«unión entre afecto y caridad»**, dos de los cuatro amores de la filosofía griega. Yo la llamo ecuanimidad compasiva. El proceso no es nada fácil porque en la relación médico—paciente se intercambian emociones negativas y positivas; no solo el amor descrito, sino también odio, confianza, desconfianza, traición, perdón e, incluso, rupturas irreconciliables. Pero este intercambio emocional se da en las relaciones a largo plazo en la atención primaria, se quiera o no. De ahí que la ausencia de formación sea una causa de muchos de los graves problemas del sistema de salud, desde su incapacidad para el control de problemas crónicos hasta el consumo excesivo de recursos materiales y las demandas por inconformidad. Si el médico fuera capaz de reconocer sus miedos, ansiedad, culpa, molestia, desesperanza, podría evitar actuar con indiferencia, rechazo, evitación e, incluso, crueldad hacia sus pacientes. La falta de formación —en grupos Balint— ha llevado al gremio médico al «atrofiamiento emocional» descrito hace ya un tiempo; esta atrofia contribuye al deterioro de las relaciones más íntimas del médico con su familia y su entorno más próximo. Incluso la psiquiatría ha seguido este deterioro por ocuparse solamente de las emociones del «otro» mientras olvida las propias.

Conclusión

Las cuatro diferencias de la medicina familiar/general que he explicado evidencian la necesidad de escapar de la «prisión metodológica del método clínico biomédico» que niega el intercambio emocional en la relación médico—paciente. El método clínico renovado está disponible desde 1993, pero no ha sido adoptado en la educación médica universitaria. La separación de mente y cuerpo sigue dominando.

Consideraciones finales

Para la MF/MG, la mente y el cuerpo son una unidad inseparable y están en íntima relación con nuestra trayectoria de vida. Todas las enfermedades son del ser completo y, por tanto, los tratamientos deben abarcar a todo el ser, incluyendo sus relaciones más significativas. La relación médico—paciente debería tener poder terapéutico, pero para lograrlo el médico debe ser capaz de desarrollar su capacidad de unir **afecto y caridad**, o, en mis términos, **ecuanimidad compasiva**. Esa cualidad intersubjetiva es susceptible de ser enseñada y aprendida. Con ello, se desarrolla la función de **médico—medicamento** que planteó Michael Balint en 1960.

Referencias

1. McWhinney, I. R. (1996). William Pickles Lecture: The importance of being different. *British Journal of General Practice*, 46(408), 433—436. https://bjgp.org/content/46/408/433.

2. Ramírez—Villaseñor, I., & García—Serrano, V. G. (2019). La respuesta al significado (antes respuesta placebo) y la medicina familiar. *Archivos en Medicina Familiar. An International Journal*, 21(2), 61—69. https://www.medigraphic.com/pdfs/medfam/amf—2019/amf192d.pdf

El desprecio a la medicina familiar/general

Tras haber explicado los factores principales que han impedido el despliegue de la medicina familiar/general desde su desaparición de la enseñanza en 1910 hasta su resurgimiento en las décadas de 1960 y 1970 —y que, en México, tomó una forma simplificada—, es momento de abordar el desprecio que ha sufrido en los ámbitos universitarios. La base de lo que describo a continuación proviene de una publicación de *Annals of Family Medicine* de septiembre de 2016 (1).

La valoración de la medicina familiar empeora en el trayecto de la educación médica

Los datos de investigación muestran que de cada cien estudiantes que, al ingresar a la facultad de medicina, piensan dedicarse a la medicina de primer contacto, solo treinta y nueve persisten y solicitan su ingreso a esa especialidad en Estados Unidos. ¿Qué hace que sesenta y uno por ciento cambie de opción? Algunas respuestas están en las grabaciones de entrevistas en profundidad realizadas a cincuenta y dos médicos de Atención Primaria en 1990. El investigador, pediatra e historiador Fitzhugh Mulan, donó para uso público las grabaciones y las transcripciones a la Biblioteca Nacional de Estados Unidos. Un total de tres mil doscientas veinticuatro páginas, con un promedio de sesenta y dos páginas por médico entrevistado. Los entrevistados se graduaron entre 1936 y 1985. Es decir, cursaron la facultad de medicina antes y después del resurgimiento de la medicina familiar/general en 1960 y durante la década de 1970. Las transcripciones fueron analizadas con un riguroso método de investigación cualitativa, ampliamente validado en sociología médica. El método se basa en la comparación constante y la búsqueda de contrastes en los hallazgos —es decir, buscar casos contrarios a los que van surgiendo—. El método hoy se denomina «Teoría fundamentada» (2) y es imposible de describir aquí.

Hallazgos

El sesenta y tres coma cinco por ciento de los entrevistados indicaron que fueron desalentados por profesores y decanos de convertirse en médicos familiares/generales. Algunos, incluso, reportaron franco desprecio. El menosprecio en algunos casos empezó desde la entrevista inicial para el ingreso a la facultad de medicina. Transcribiré algunos ejemplos, dada la restricción de espacio:

—¿Bien, qué tipo de médico quieres ser? —dije—. Un médico general. El decano pasó veinte minutos regañándome... y me dijo que podía ir a otra escuela si lo deseaba. (El estudio reporta la universidad del entrevistado: Universidad de Tufts, 1964).

Así, el mensaje que recibieron muchos de los entrevistados por parte de profesores y decanos es algo muy común en México:

«Si eres inteligente y capaz, esto es incompatible con estudiar medicina familiar». «Estudiar medicina familiar equivale a tener algún tipo de falla... es un estigma, es casi como haber estado en prisión» (p. 448).

Decía un entrevistado:

«No hay ningún mérito en ser médico general... El médico del pueblo es considerado la parte más baja del tótem médico en términos de intelecto» (Universidad de Indiana, 1965).

Estas viñetas me hacen recordar que en 1985, cuando yo tenía dos años como médico familiar en el IMSS, era muy conocido el sobrenombre que los especialistas nos dirigían: «Los teflones... porque nada se les pega». El desprecio y la burla eran francos.

No puedo olvidar aquella lapidaria frase que me espetó un cardiólogo, director del Centro de Profesores en Jalisco del IMSS en 1997, cuando, sin mediar explicación, me dijo en un corredor:
—¡El Seguro Social no necesita genios, Ismael; necesita gente que saque la chamba!

La frase textual, el tono y la autoridad del jefe —capaz de desaprobarte y de generar informes confidenciales sobre tu desempeño— me dejaron perplejo.

Lo que yo no sabía es que no respondía solamente a una estructura de personalidad y organización de un área dentro de una institución nacional, sino a una cultura dominante incuestionada.

Los médicos de primer nivel de atención no deben ser más que lo que les permitimos ser, punto.

No es de extrañar el anquilosamiento de cincuenta años en los programas, contenidos y métodos en los que se encasilla a los médicos familiares mexicanos.

Resulta imposible aceptar aquí que el primer nivel de atención es una estructura física que alberga una realidad científica y filosóficamente distinta de la de los niveles hospitalarios.

Y que requiere un método clínico que va más allá del diagnóstico diferencial biomédico, como he descrito en columnas previas.

Si no respetas este dogma, eres anatema, quedas marginado y tu trabajo corre riesgo.

Volviendo al estudio referido

El estudio de Veazey (1) demostró que el desprecio por la medicina de atención primaria se mantuvo desde las décadas de 1930 hasta 1985.

Y afirmo que hoy persiste.

El estudio evidencia que la escuela de medicina no incluye los contenidos teóricos y prácticos que los generalistas enfrentarán en la realidad de la Atención Primaria.

Dice un entrevistado:

«No hay forma de que, pasando por el hospital, uno aprenda lo que el generalista tendrá que enfrentar en la realidad. El hospital te enseña ciertas destrezas y conocimientos que tienen muy poco que ver con los que aplicará el generalista en una sobrecargada consulta externa. Es diferente para el cirujano: él aprende en el hospital lo que seguirá haciendo...» (U. Northwest School of Medicine 1947).

Conclusión

Veazey concluye que existe una **enseñanza oculta en la educación médica** (el famoso currículo oculto) dirigida a denostar las prácticas profesionales de la Atención Primaria.

Esta situación no ha desaparecido a pesar del persistente discurso oficial de varias décadas en el que se afirma que: «...hay enorme necesidad de médicos de Atención Primaria de alta calidad, y sus aportes a la salud pública son innegables...». Veazey rescata la honesta y fundamental pregunta de S. W. Bloom de 1989:

«¿Estamos entrenando los médicos que la población necesita?»

Mi respuesta, estimado lector, ha sido expuesta lo mejor que he podido en las cincuenta columnas que Quiero—TV Digital me ha dado en confianza entre septiembre de 2024 y septiembre de 2025.

La medicina, en cuanto sistema educativo y asistencial, está alejada de la población a la que está obligada a servir por ley y por ética profesional.

No solo el sistema de salud público, sino también el privado; y lo mismo ocurre con las universidades públicas y privadas.

La historia humana nos dice que, sin movimientos sociales amplios y conscientes dirigidos coherentemente a defender a las mayorías, prevalece la cultura que defiende los intereses de burocracias y grupos de poder económico y político.

Las pruebas documentales y la experiencia de muchos médicos familiares y generales mexicanos confirman que el **desprecio por la medicina general/familiar en las escuelas de medicina** es un rasgo cultural con al menos un siglo de historia.

Ello se suma al extravío epistemológico de la especialidad de Medicina Familiar mexicana que ha sido descrita recientemente (3).

En este libro he planteado posibilidades y recursos para cambiar esta circunstancia.

Propongo iniciar con un renovado programa de la especialidad de Medicina Familiar que incorpore el método clínico centrado en el paciente y el cuerpo de conocimientos sobre la relación médico—paciente que nos heredó Michael Balint.

Esto, unido a la integración de los nuevos conceptos de salud pública que se agrupan bajo el concepto más amplio de Atención Primaria de la Salud: «Salud para todos y por toda la sociedad».

Referencias

1. Veazey, J. (2016). Hostility during training: historical roots of primary care disparagement. *Annals of Family Medicine*, 14(5), 446—425.

2. Charmaz, K. (2014). *Constructing grounded theory*. Segunda edición. Los Angeles, California, Estados Unidos: SAGE Publications.

3. Lozano, R. (11 de diciembre de 2025). «Romper la lógica hospitalocéntrica: hacia un primer nivel con identidad propia». *El Economista*. https://www.eleconomista.com.mx/opinion/romper—logica—hospitalocentrica—primer—nivel—identidad—propia—20251211—790789.html.

El origen del concepto de medicina familiar y sus diferencias con medicina general en México1

El presente texto es una adaptación resumida de un artículo publicado recientemente que responde a la pregunta más frecuente que se formulan estudiantes de medicina y residentes en México: «¿Qué diferencias hay entre «medicina general» y «medicina familiar»?».

Introducción

El tema se aborda con la mayor seriedad posible y con plena conciencia del alto contenido emocional que implica en México cuestionar la versión transmitida por generaciones desde 1970 acerca de que la «medicina familiar» nació por iniciativa de médicos de una clínica de Tampico, Tamaulipas, y del propio Instituto Mexicano del Seguro Social (IMSS), que en 1954 implantó su sistema de atención denominado «médico de familia» (1).

En el presente manuscrito no se cuestiona la realidad histórica de la iniciativa del IMSS ni la impronta de los médicos de Tampico; lo que se cuestiona y se describe a continuación es que el «Sistema de médico de familia del IMSS» nació sin las bases académicas de la medicina general que se generaron veinte años antes en Gran Bretaña, en la clínica Tavistock de Londres, con los trabajos de los esposos Michael y Enid Balint (2).

1   Publicado originalmente en la Revista Educativa Para La Salud. De abril-junio de 2025. Número 233, año 25. Pp:32-38. Permiso del editor.

Estaba naciendo el Sistema Nacional de Salud (NHS, por sus siglas en inglés) de Gran Bretaña, que cubría al 100 % de la población inglesa.

Y cada médico general era responsable de la totalidad de habitantes de un área delimitada geográficamente.

Ahí nació el concepto de «medicina centrada en la persona», que ponía el énfasis en la persona antes que en la patología (3).

La Medicina Familiar mexicana, nacida como un sistema organizacional del Primer Nivel de Atención (PNA) en el Instituto Mexicano del Seguro Social (IMSS), no asumió los trabajos de los Balint.

Y para darle identidad profesional a la MF creó un «instrumento» que la distinguiera de los médicos generales que no habían cursado la especialidad surgida en 1970.

El instrumento fue el denominado «estudio de la salud familiar» (ESF), que se describe ampliamente en otra publicación (4).

En una áspera reunión nacional del Consejo Mexicano de Certificación en Medicina Familiar, celebrada en la ciudad de Villahermosa, Tabasco, el 24 de mayo de 2024, el ESF fue eliminado como requisito para la certificación en México.

Se conservó, no obstante, la clasificación demográfica de la familia en casos clínicos para los exámenes de certificación.

Este ensayo no se enfoca en el sistema de atención denominado «medicina familiar», sino en la historia del desarrollo académico de la Medicina Familiar.

Para cumplir con la rigurosidad de este enfoque, se recurre al texto de Ian McWhinney de 1997, en su capítulo 1, «Los orígenes de la Medicina Familiar» (5).

Afirma el autor que las nuevas disciplinas o campos del conocimiento pueden surgir de tres maneras: transformándose de una disciplina previa, surgiendo *de novo*, o desgajándose de un tronco más amplio.

La medicina familiar, dice el autor, proviene del tronco más antiguo de la medicina general (5p. 53).

Origen del término medicina general

El término «médico general» surgió en EE UU en mil setecientos sesenta con la fundación de la Escuela de Medicina de Filadelfia. Antes de ese acontecimiento, los médicos estadounidenses se formaban principalmente en Edimburgo, Escocia. Los médicos estadounidenses formaron una élite, el Club Virginia, que en sus estatutos mostraba claro clasismo: «Cada miembro de este club hará honor de su profesión no degradándose en sociedad con los boticarios o asociándose con cirujanos.» (4). Estos médicos no se manchaban las manos haciendo cirugía y atendían únicamente a las personas ricas. En Gran Bretaña, «médico general» apareció por primera vez en la revista *Lancet* a principios de mil ochocientos (5). Los enormes progresos de las ciencias biológicas y físicas del siglo XIX crearon las condiciones que terminaron, cien años después, cambiando radicalmente la educación médica del mundo anglófono que adoptó el modelo científico de la escuela alemana de medicina del siglo XIX.

El informe Flexner de 1910

En mil novecientos diez, en los albores del siglo XX, el informe Flexner promovió un cambio radical en la educación médica que causó la salida de los médicos generales (MG) de las universidades (6). McWhinney expresa que el prestigio de la MG declinó rápidamente, se volvió impopular y desapareció de la vista de los estudiantes de medicina (5). Pero, como suele ocurrir cuando los cambios no tienen matices, para las décadas de mil novecientos cincuenta y mil novecientos sesenta la fragmentación de especialidades y el desarrollo tecnológico era tal que la gente común y los expertos en salud pública notaron «que el juicio justo y maduro de los médicos había desaparecido.» (5). El avance tecnológico «carecía de algo» que la gente necesitaba: el contacto empático humano del antiguo médico (5). Los informes Millis y Willard de mil novecientos sesenta y seis demandaban un nuevo tipo de médico **generalista** (5).

¿Qué nombre ponerle al nuevo generalista?

Un informe de la OPS—OMS de mil novecientos ochenta y cuatro indicó que McWhinney, en mil novecientos sesenta y seis, publicó que los fundadores de la especialidad de la medicina familiar en EE UU se vieron en la necesidad de repudiar el nombre de medicina general porque sus universidades lo rechazaron frontalmente (7). Los médicos británicos conservaron el nombre de «médico general» (*General practitioner*). En México se adoptó el cambio de nombre a «medicina familiar» al estilo de los estadounidenses. Las consecuencias de tal decisión —más de sesenta años después— siguen impactando. Como lo dice textualmente McWhinney: «Para algunos, el adjetivo «familiar» designaba que el cuerpo de conocimientos era acerca de la salud y la familia, y que esto hacía la diferencia con la medicina general.» (5.P. 10). **Para los británicos y los propios estadounidenses no hubo confusión, la nueva especialidad se trataba del renacimiento del antiguo médico general** (3). Fuera con un nombre o con otro. Para los británicos, este renacimiento ocurrió sin cambio de nombre.

¿Cambiar el plan educativo o hacer una nueva especialidad?

En el informe de la OPS—OMS de mil novecientos ochenta y cuatro (8) se relata la discusión de si al nuevo médico general renacido se le debería formar cambiando el plan de estudios del pregrado o con la creación de un nuevo posgrado de orientación generalista. Se optó por la segunda posibilidad a pesar del costo económico que eso implicaba. Y a la contradicción de formar al **nuevo generalista** por especialistas y subespecialistas, y hacerlo en el hospital, y denominarla «especialidad».

La confusión con la terapia familiar

McWhinney dedica sus esfuerzos a diferenciar la medicina familiar/general de la terapia familiar. Esta última requiere entrenamiento especial, es una especialidad de la psicología diferente de la medicina familiar. McWhinney sigue el criterio de Doherty y Baird (ambos terapeutas familiares) acerca de que hay cuatro niveles de trabajo clínico con familias; en el primero se atiende solo el aspecto biológico con mínimo contacto con la dinámica familiar. El cuarto nivel implica, por ejemplo, entrenamiento especial para conducir conferencias familiares y planificar intervenciones con el objetivo de modificar las relaciones intrafamiliares en un cierto sentido positivo. Es este cuarto nivel el que en sentido estricto se aparta del quehacer del médico general, como se ve en la tabla 1. McWhinney, sin embargo, omite mencionar que esto se opone a lo que Balint mismo advirtió en sus trabajos en la Clínica Tavistock. En lugar de imponerle al MG visiones y técnicas desde fuera, habría que profundizar sobre la relación médico—paciente y familia en la MG.

También es indispensable saber que la cultura en la que las familias se desarrollan induce valores específicos. Por ejemplo, la valoración de la autonomía y la independencia es diferente en Occidente en comparación con los valores en Japón o la India. Algo fundamental es que una familia y un individuo dentro de esa familia pueden no compartir, e incluso rechazar la cultura en la que se encuentran inmersos. La tabla 1 muestra que de cualquier manera el MG/MF requiere entrenamiento en procesos de autoconocimiento y desarrollo de su personalidad para entender y utilizar de forma productiva sus capacidades empáticas y compasivas. Y para ello, los grupos Balint son un recurso eficaz probado (9). Y también se destaca que los pacientes del IMSS no identifican quién es especialista en medicina familiar y quién es médico general (10).

Con estas consideraciones, paso a describir comparativamente los términos medicina general y medicina familiar en la actual realidad mexicana. Téngase en mente que aquí hablo de la medicina general y la medicina familiar mexicanas. Exclúyase toda comparación con los *general practitioners* (GPs) de Europa.

Tabla 1. Comparación de la medicina general/familiar con la terapia familiar

	Compromiso con todos los problemas de salud familiar	Postura emocional del clínico	Objetivo del clínico	Compromiso con la familia	Visión de la familia respecto al clínico	Se propone cambiar los patrones de la familia	Atiende cualquier síntoma o enfermedad
Medicina familiar / MG	si	empática	mejorar la salud de los miembros individuales	Continuo a plazo indefinido	aliado, enemigo, padre, hijo etc.	Si, con método centrado en la persona.	si
Terapia familiar	no	imparcial	cambiar la función familiar	Limitado a la terapia fam.	Ajeno a la familia.	Si, con método propio no transferible.	no

Nota. Construida a partir de datos de McWhinney IR. A Textbook of Family Medicine. 2ª. ed. New York. Oxford University Press. 1997.

Tabla 2. *Comparación de los significados de médico general (MG) y médico familiar con énfasis las interpretaciones en México*

1910	1950-1960	1960-70	1993	2009-2025
informe Flexner	Crisis del modelo Flexner	¿Qué nombre ponerle?	Se publica el MCCP	

MG	Quedaron fuera de la educación médica. Pero, los títulos universitarios siguen diciendo "Médico general" "Médico cirujano y artero"	Diversos informes (Willard, otros) recomendaron volver a formar médicos generales que atendieran todo problema de salud sin distinción de edad, género, órganos afectados. Había dos opciones: a. Cambiar los programas del pregrado. b. hacer una nueva residencia médica como especialidad.	La Academia Estadounidense de Medicina General (AAGP en inglés) rechazó el nombre de MG. Cambió su nombre a American Academy o Family Physicians.	El Grupo de la U. Western Ontario, en Canadá publicó por primera vez el MCCP después de 20 años de investigación interdisciplinaria. En su cimiento están las aportaciones de M. Balint y otros. Las escuelas de medicina en USA adoptaron partes del nuevo método. En GB y otros países se adoptó más generalmente. En México es ignorado en el currículo de la escuela de medicina	En 2009 se dio el primer curso de MCCP en Xalapa, Veracruz. Auspiciado por la profesora Issa Gil Alfaro y codirigido por IRV. La escuela de medicina mexicana está orientada hacia la enseñanza de la Atención Médica Basada en Evidencia (AMBE) biomédica. El MG egresa inhabilitado para una actividad generalista, preparado superficialmente para atender 5% de los problemas de salud de la Atención Primaria. No está preparado para manejar los síndrome tempranos, la espera atenta y afectuosa, ni la complejidad de la relación médico-paciente. Tampoco tiene un plan para su educación médica continua. Con el agravante de la creciente influencia de la industria en la educación médica y sus organizaciones profesionales.

MÉDICO FAMILIAR	No existía el nombre	Nace de la opción b. Bajo el criterio de que debe ser formado por las especialidades básicas del hospital. Quedan a cargo especialistas en salud pública e investigación epidemiológica. Es la época de la concepción de los 3 niveles de atención en los sistemas de salud. La ubican en el 1º nivel y con clara orientación GENERALISTA. En realidad es una TRANS-DISCIPLINA biológica, psicológica y social. En México se la confunde con TERAPIA DE FAMILIA.	En México se adoptó el nombre de medicina familiar como hicieron en USA. **Los británicos siguieron llamándose *General Practitioner.*** En México, "médico general" se conservó como equivalente a médico egresado de las escuelas de medicina. Sin residencia de especialidad.	Se trata del método clínico reformado que incorpora al diagnóstico diferencial biomédico las áreas psicosociales fundamentales para los generalistas. En México ha sido rechazado por el liderazgo de la medicina familiar mexicana. Se mantiene el Estudio de la salud Familiar y cierta orientación hacia la terapia familiar. No hay uniformidad en los programas de decenas de residencias de MF.	Comparte las carencias formativas en la ciencia de la medicina general con el MG. Lo distingue de este su mayor experiencia en la atención biomédica por su rotación de 2 años en especialidades básicas. No recibe formación específica en procesos reflexivos, autoconocimiento y transferencia-contratransferencia. Esto le pone en riesgo en su contacto continuo con individuos y familias. En mayo de 2024 el CMCMF eliminó el requisito del "Estudio de la Salud Familiar" para el examen de certificación. Persiste, la obligación de clasificar demográficamente a las familias. La investigación demuestra: Que el MF no usa el ESF ni la clasificación familiar en su práctica (4). Que en el IMSS ser MG o MF no hacía diferencia en 1984 (8). Actualmente los pacientes no distinguen al MF como especialista (10).

Nota. MCCP: Método clínico centrado en la persona. IRV: Ismael Ramírez Villaseñor.

¿Qué distingue a la medicina general renacida/ medicina familiar de otras especialidades?

Esta es probablemente la pregunta que con mayor frecuencia formula un residente de medicina familiar en México. Probablemente, la mejor respuesta la dio Ian McWhinney en su conferencia magistral de mil novecientos noventa y seis en Londres (11). Hay cuatro diferencias que constituyen grandes pilares de conocimiento e investigación que nos hacen únicos: La primera es que atendemos a cualquier persona de cualquier edad y de cualquier problema de salud, sin importar su órgano o sistema afectado, si está enfermo o está asintomático, o si presenta dudas o preguntas sobre su salud.

Segundo, pensamos más en personas que en etiquetas diagnósticas; nos importan sus ideas, creencias, sentimientos y expectativas, y sabemos indagar en ellas.

Tercero, no aceptamos la división de la mente y el cuerpo. La mente—cuerpo es una unidad. Para nosotros, lo psicológico, lo biológico y lo social están íntimamente entretejidos y se influyen mutuamente.

Una cuarta diferencia es que, más que la metáfora de la máquina biológica, nos apoyamos en la creencia de que somos organismos complejos, con relaciones complejas y un desarrollo histórico multinivel y multidireccional, que tenemos capacidad regenerativa como organismos creativos y emergentes (11). Por eso se dijo al comienzo que este ensayo no se refiere al sistema «de medicina de familia» del IMSS, sino a la compleja ciencia interdisciplinar y transdisciplinar de la *medicina general*, la menos comprendida y más necesitada por la población y los sistemas de salud, no solo para la prevención de enfermedades, sino para generar salud en todas sus formas (*salutogénesis*).

En este punto es relevante recordar que un informe del IMSS de mil novecientos ochenta y tres reconoció que la evaluación de resultados mediante parámetros cuantitativos del trabajo de los nuevos especialistas en medicina familiar y los médicos generales, **no mostró diferencia** (8). En la década de mil novecientos ochenta había un egresado de la especialidad de medicina familiar por cada cuatro médicos generales en el IMSS. Propongo la explicación de que la formación del **Médico Familiar (MF)** mexicano no ha enseñado a desarrollar relaciones terapéuticas con sus pacientes (12), y que para ello se requiere enseñar a desarrollar *ecuanimidad compasiva* (13). La visión desde los círculos académicos de la Salud Pública mexicana va en el mismo sentido; se plantea que la medicina familiar mexicana no ha adquirido identidad propia (14), y que no se reconoce suficientemente la elevada y especial forma de complejidad que implica la labor del *generalista* (15).

Conclusiones

La medicina familiar fue el nombre escogido en **Estados Unidos (EE UU)** y adoptado en México y Latinoamérica para la nueva *medicina general renacida* en las décadas de mil novecientos sesenta y mil novecientos setenta. En **Estados Unidos (EE UU)** escogieron cambiar el nombre a «medicina familiar» debido a que los círculos universitarios rechazaron el nombre de «medicina general», influidos todavía por la cultura educativa derivada de la reforma flexneriana de mil novecientos diez.

Referencias bibliográficas

1. Irigoyen—Coria A, Vázquez—Martínez VH, Arévalo—Ramírez LA. *Desarrollo de la Medicina Familiar en México y Latinoamérica. Aten Fam.* 2016;23(1):1—3.
2. Daurella, N. *Falla básica y relación terapéutica. La aportación de Michael Balint a la concepción relacional del Psicoanálisis*. Madrid: Ágora Relacional; 2013.

3. Bardes CL. *Defining "Patient—Centered Medicine".* *N Engl J Med.* 2012; 366(9):782—783. doi:10.1056/NEJMp1200070.

4. Ramírez—Villaseñor, I., García—De Alba, E., & Irigo-yen—Coria, A. *Conocimiento y actitudes del médico familiar mexicano respecto al Método Clínico Centrado en el Paciente y el Estudio de la Salud Familiar. Arch Med Fam.* 2017; 19(4), 113—120.

5. McWhinney IR. *A Textbook of Family Medicine.* Second ed. New York. Oxford University Press. 1997.

6. Duffy PT. *The Flexner Report—100 Years Later. Yale J Biol Med.* 2011;84(3):269–276. https://pmc.ncbi.nlm.nih.gov/articles/PMC3178858/.

7. McWhinney IR: *General Practice as an Academic Discipline. The Lancet.* 1966; febrero. 419—423. Citado en: OPS. (2 de mayo de 1984). IRIS—PAHO. Recuperado el 14 de marzo de 2025, de OPS: https://iris.paho.org/handle/10665.2/25518.

8. OPS. (2 de mayo de 1984). IRIS—PAHO. Recuperado el 14 de marzo de 2025, de Organización Panamericana de la Salud: https://iris.paho.org/handle/10665.2/25518.

9. Balint M. *The Structure of the Training—cum—Research—Seminars. Its Implications for Medicine. J R Coll Gen Pract.* 1969;17(81):201—11.

10. Ortiz, GK; Rangel O. *Percepción del paciente sobre el médico familiar. Rev Mex de Med Fam.* 2023;10(4):136—142.

11. McWhinney. *The Importance of Being Different. Br J Gen Prac.* 1996;46 (408): 433—436.

12. Ramírez—Villaseñor I. *La enseñanza de la relación médico—paciente con poder terapéutico: Enfocado con la teoría fundamentada constructivista. Rev Mex Fam Med.* 2022; 9(1): 20—30.

13. Ramírez—Villaseñor, I. *La enseñanza de la ecuanimidad compasiva a residentes de medicina familiar: Un estudio cualitativo.* Obtenido de ITESO. Universidad Jesuita de Guadalajara. (28 de diciembre de 2024): https://rei.iteso.mx/items/301b47d3—fa1a—4667—92e2—1203f04c9be7.

14. Lozano, R. (11 de diciembre de 2025). Romper la lógica hospitalocéntrica: hacia un primer nivel con identidad propia. *El Economista*, páginas 15. https://www.eleconomista.com.mx/opinion/romper—logica—hospitalocentrica—primer—nivel—identidad—propia—20251211—790789.html.

15. Lozano, P. (4 de diciembre de 2025). El generalista no es lo opuesto del especialista, sino un especialista de lo complejo. *El Economista.* https://www.eleconomista.com.mx/opinion/generalista—opuesto—especialista—especialista—complejo—20251204—789612.html.

Índice

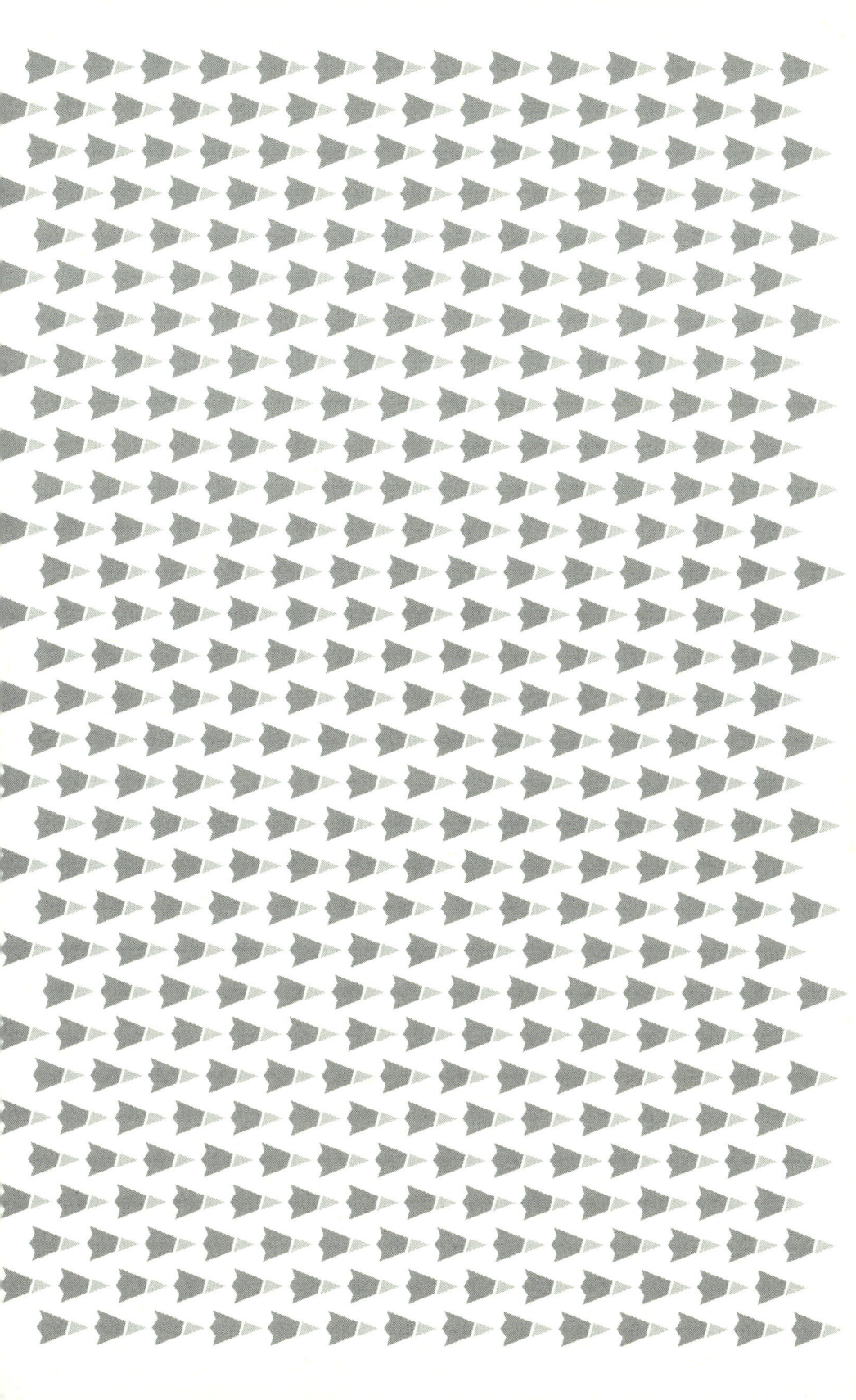

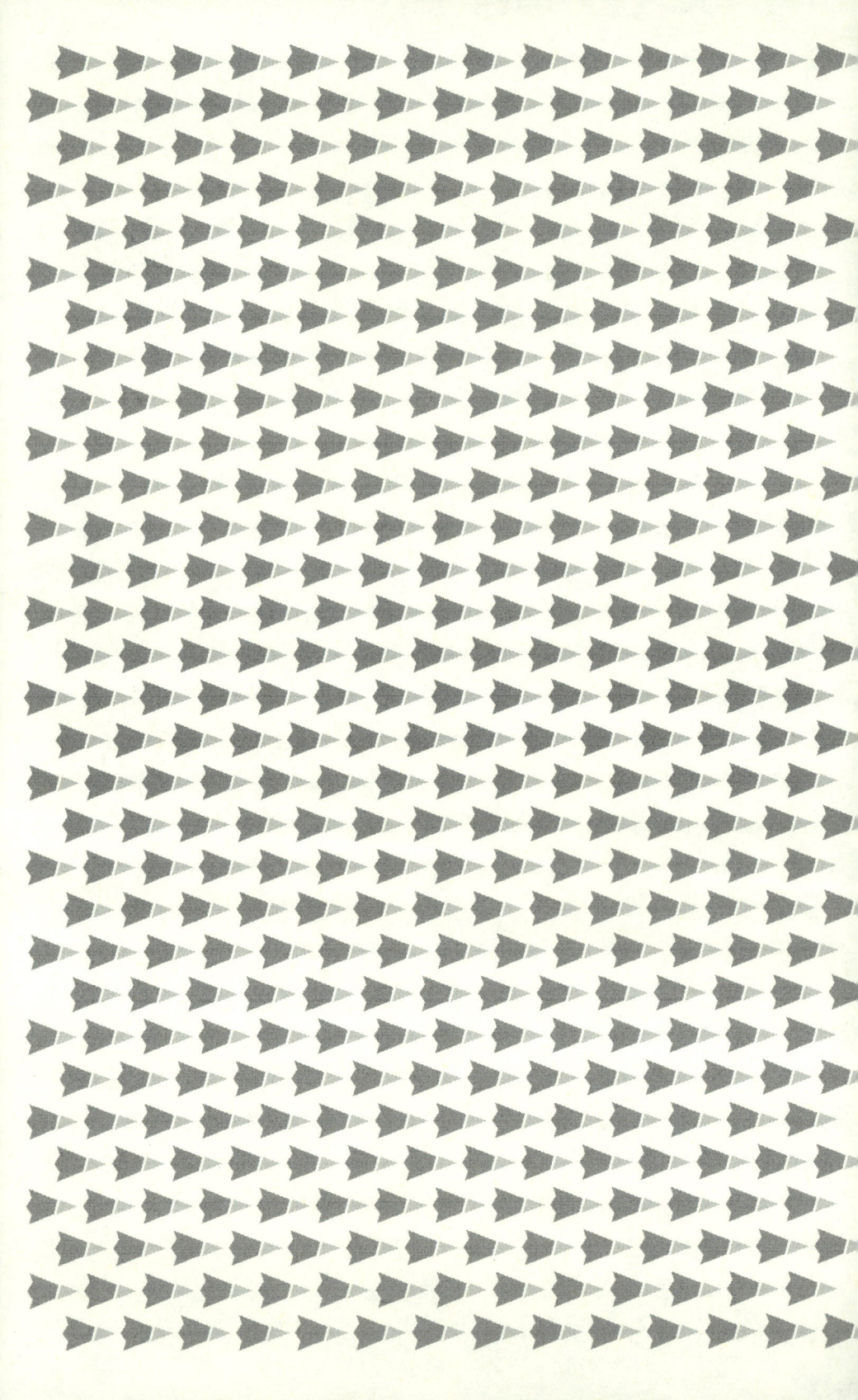